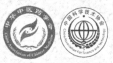

"十二五"国家科技支撑计划重点课题

中成药安全合理用药评价和干预技术研究与应用

感染性疾病
安全用药手册

中华中医药学会 组 编

方建国 主 编

科学出版社

北京

内 容 简 介

本书是"十二五"国家科技支撑计划重点课题"中成药安全合理用药评价和干预技术研究与应用"的研究成果之一。全书分为两部分,总论部分从中成药的源流、剂型、类别、应用、管理等方面进行系统介绍。各论部分对 10 余种常见的感染性疾病,如流行性感冒、鼻炎、咽炎、肺炎、胃肠炎、胆囊炎、肝炎、病毒性心肌炎、妇科炎症和儿童手足口病的中西医认识、中成药合理使用、预防与调护等知识进行介绍,供广大患者与临床医师参考,以达到合理、安全使用中成药的目的。

本书可供医务人员和广大中医药爱好者参考使用。

图书在版编目 (CIP) 数据

感染性疾病安全用药手册 / 方建国主编;中华中医药学会组编.
—北京:科学出版社,2015.6
"十二五"国家科技支撑计划重点课题
ISBN 978-7-03-045146-0

Ⅰ.①感… Ⅱ.①方… ②中… Ⅲ.①感染-疾病-中成药-用药法-手册
Ⅳ.R254-62

中国版本图书馆CIP数据核字(2015)第143541号

责任编辑:鲍 燕 / 责任校对:彭 涛
责任印制:徐晓晨 / 封面设计:王 浩

科 学 出 版 社 出版
北京东黄城根北街 16 号
邮政编码:100717
http://www.sciencep.com

北京东华虎彩印刷有限公司 印刷
科学出版社发行 各地新华书店经销

*

2015年7月第 一 版 开本:B5 (720×1000)
2017年1月第二次印刷 印张:9 3/4
字数:197 000
定价:36.00元
(如有印装质量问题,我社负责调换)

"十二五"国家科技支撑计划重点课题
中成药安全合理用药评价和干预技术研究与应用

总　前　言

中医采用成药治病的历史非常悠久，内容十分丰富。在历代中医古籍记载的数以万计的方剂中，从剂型角度看有大量的成药方。即使是汤方，有许多也可以根据需要加工制作成成药。这些成药方经过长期的应用、积累、演变和发展，形成了丰富多彩的中成药种类。如大家熟知的六味地黄丸、大活络丹、藿香正气水、伤湿止痛膏等。我们现在所说的中成药，是指由国家相关部门批准生产的中药成品药，必须具备明确的药品名称、规格、组成（保密品种除外）、功效、适应证、用法、禁忌、注意事项、生产厂家、生产日期、有效日期、生产批号、批准文号等，产品说明名实相符。

中成药具有组方固定、用途明确、服用便捷、适用面广、性质稳定、易于贮存、携带方便等特点。既可备以应急，也便于长期服用。此外，中成药大都消除了汤剂的不良气味，减少了服药之苦，因而易于被患者接受。必须强调的是，中成药是中医防治疾病的重要方法之一，既要在中医理论指导下加工制作，也要在中医理论指导下正确使用。

本丛书既是"十二五"国家科技支撑计划重点课题"中成药安全合理用药评价和干预技术研究与应用"的研究成果，也为继续深化和促进安全用药知识教育与传播，为提高公众安全合理使用中成药的意识和水平，提供参考帮助。丛书定位于科普化，重点解决哪些是适宜向公众传播的用药知识，以及如何去传播这些知识。既可针对医务人员进行安全合理用药科普相关知识的培训，辅助医务工作者在日常药学服务过程中针对公众开展安全合理用药科普宣传；也能够供有一定知识水平的公众自主学习，提供安全合理用药的知识和实用技能。

本丛书的编写和组织工作，由中华中医药学会继续教育与科学普及部组织具有科普实践经验的药学专家和科普专家，将药学专业知识进行科普化加工编写而成，具有科学性、权威性、可读性和实用性。中华中医药学会继续教育与科学普及部，十分重视中医药行业公益性创新课题的研究与新成果的推广，多年来以"立足于中医，面向大众"为主要指导思想，积极参加科协组织的全国性科普活动，并发挥自身优势，通过举办科普讲座、编写科普书籍、开展健康咨询及义诊等多种形式，让中医走进千家万户，让百姓了解中医，认识中医。相信这部丛书的推出，一定会为中医药行业从业人员知识的丰富、为广大读者健康养生事业的推进、为中医药服务于国计民生的大局做出积极的贡献！

丛书总编委会

2015 年 5 月

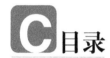

目录

附录　中成药药名索引

中成药安全合理用药概述

中成药概说

1.什么是中成药

中成药是根据中医成方将中药饮片加工制作的成品药，也就是通常所说的丸散膏丹等剂型的药物，如大家熟知的六味地黄丸、大活络丹、藿香正气水、伤湿止痛膏等。一般来说，中成药是与针对某人按照处方煎煮的汤药相对而言的，中成药提前制备而成，随时可用。

我们现在所说的中成药，是指由国家相关部门批准生产的中药成品药，必须具备明确的药品名称、规格、组成（保密品种除外）、功效、适应证、用法、禁忌、注意事项、生产厂家、生产日期、有效日期、生产批号、批准文号等，产品与说明名实相符。

中成药具有组方固定、用途明确、服用便捷、适用面广、性质稳定、易于贮存、携带方便等特点。既可备以应急，也便于长期服用。此外，中成药大都消除了汤剂的不良气味，减少了服药之苦，因而易于被患者接受。

但必须强调的是，中成药是中医防治疾病的重要方法之一，既要在中医理论指导下加工制作，也要在中医理论指导下正确使用。

2.中成药发展简史

中医采用成药治病的历史非常悠久，内容十分丰富。在历代中医古籍记载的数以万计的方剂中，从剂型角度看有大量的成药方。即使是汤方，有许多也可以根据需要加工制作成成药。这些成药方经过长期的应用、积累、演变和发展，形成了丰富多彩的中成药种类。

中成药的起源现可以追溯到夏商时期，在甲骨文中就有以芳香药物酿制鬯酒的记载，既是最早的酒剂，也可以看作是具有保健作用的中成药。

长沙马王堆汉墓出土的《五十二病方》，记载了先秦时期用于治疗52种疾病的283个药方，尽管这些方剂还没有名字，但丸、散、饼、曲、酒、油膏、丹、胶等剂型已经具备了。

我国现存最早的医学典籍《黄帝内经》治病以针刺为主，其中还记载了13首方剂，其中 9 种为成方制剂，包括丸、丹、膏、酒等，而且已经有了名称。

《神农本草经》是我国现存第一部药学专著，不仅奠定了中药学的理论基础，而且对药物的四气、五味、配伍、剂型、服药时间及方法、药物采制与加工等有了明确的记载。

东汉末年，著名医家张仲景撰写了《伤寒杂病论》，无论在方剂数量还是剂型上都有了很大的发展，被后世称为"方书之祖"。后人将该书整理成为《伤寒论》和《金匮要略》两书，其中《伤寒论》载方 113 首，《金匮要略》载方 262 首，包括 60 多首成药方，如五苓散、乌梅丸、理中丸、肾气丸、麻子仁丸等至今仍在应用。此外，书中还记载了蜜丸剂、浓缩丸剂、散剂、酒剂、阴道栓剂、洗剂、浴剂、熏烟剂、滴耳剂、软膏剂、灌肠剂等多种剂型，不仅丰富了中医治病手段，而且为后世中成药的发展奠定了坚实基础。

东汉魏伯阳的道教著作《周易参同契》，托易象而论炼丹，以求长生不老。其中所言外丹，对推动中药丹剂的应用和发展产生了较大影响。

晋代，葛洪编写的《肘后备急方》载方 101 首，其中成药方占了半数以上，并且首次使用了"成剂药"一词，与我们今天所说的成药含义一致。在成药组方与制作方法上也有了新的发展，如采用羊肝配伍黄连用于治疗眼疾的羊肝丸，疗效较好。此外，还收载了蜡丸、灸剂、熨剂等剂型。葛洪还著有《抱朴子》一书，其中涉及多种丹剂的制作。

唐代，孙思邈在《备急千金要方》和《千金翼方》中分别收载了药方 5300 余首和 2200 余首。其中著名的紫雪丹、定志丸、磁朱丸等沿用至今，且各种剂型俱备。此外，《千金要方》设有"万病丸散"一门，选通治诸病成方 13 首，详言成药辨证应用方法。王焘《外台秘要方》收方 6800 余首，成药方有苏合香丸、五加皮酒等传世。

宋代，文化昌明，印刷术的发明与应用大大促进了方药知识的传播。政府不仅主持编纂《太平圣惠方》《圣济总录》等大型方书，而且还设立熟药所，后更名惠民和剂局，专门从事成药的生产与销售。《太平惠民和剂局方》是根据其配制成药的处方，由陈师文等汇编而成的方书，收载成药 788 种，许多成方沿用至今，如二陈丸、十全大补丸、逍遥散、参苓白术散、藿香正气散、至宝丹、小活络丹等，对后世影响较大。钱乙《小儿药证直诀》根据小儿特点，大量使用成药，著名的六味地黄丸即为钱乙根据金匮肾气丸化裁而成。此外，严用和《济生方》中的归脾丸、许叔微《普济本事方》中的四神丸等均为名著于世的成药方。

金元时期，名医辈出，流派纷呈，诸医家创制了不少各具学术特色的成药方。如刘完素的防风通圣丸、六一散，张从正的木香槟榔丸、禹功散，李杲的补中益气汤（丸）、清暑益气丸、朱砂安神丸，朱丹溪的大补阴丸、左金丸、保和丸、越鞠丸等，均流芳至今。

明代，中药成方制剂进一步发展，记载成方的中医药著作颇多。如《普济方》《本草纲目》等大型方药著作，载录成药方众多，涉及剂型数十种，几乎囊括了古今各种成药种类。此外，王肯堂《证治准绳》中的二至丸、四神丸、五子衍宗丸，陈实功《外科正宗》中的冰硼散、如意黄金散、保安万灵丹，张介宾《景岳全书》中的左归丸、右归丸、人参健脾丸，龚云林《寿世保元》中的乌鸡白凤丸、艾附暖宫丸等成药，均功效显著，堪称精品。

清代，知名的成药见于温病、外科、喉科等。如《温病条辨》中的银翘散、安宫牛黄丸，《外科全生集》中的醒消丸、西黄丸，《医宗金鉴》中的龙胆泻肝丸、一捻金，《重楼玉钥》中的养阴清肺丸等，均有重要影响。此外，吴尚先《理瀹骈文》专言外治，其中所用大多为成药。

新中国成立之后，党和政府高度重视中医药事业的继承和发扬，整理编纂了大量成药处方集，并制定了一系列相应的政策与措施，使得中成药的研制与生产逐步走向规范化、法制化。近几十年来，中成药的发展更加迅猛，在新剂型的开发与应用、中成药安全性研究、中成药作用机制研究与新药研制等方面都取得了举世瞩目的成就。

20世纪90年代以来，我国的中药产业已初具规模，且被列为国家高新技术行业，发展成为我国国民经济的支柱产业之一，在临床和科研方面也都取得了显著成果。

中成药的剂型

中成药传统剂型种类繁多，是我国历代医药学家长期实践的经验总结。近几十年来，随着中成药发展水平及临床应用的不断提高，中成药剂型的基础研究取得了较大进展，研制开发了大量新剂型，进一步扩大了中成药的使用范围。

中成药的剂型不同，作用特点亦不同，使用后产生的疗效、持续的时间、作用的特点亦有所差异。因此，正确选用中成药，首先要了解中成药的常用剂型及其特点。

中成药剂型可分为固体、半固体、液体和气体四大类。

1. 固体制剂

固体剂型是中成药最常用的剂型，这类剂型形态稳定，便于携带，使用方便。

散剂

散剂是将原料药材经粉碎，均匀混合而制成的粉末状制剂。散剂作为传统剂型之一，按给药途径可分为内服散剂和外用散剂。散剂的特点是：分散度大，起效迅速，剂量可随病症调整，尤其适用于婴幼儿、老人；制备简单，对溃疡、外伤等能起到收敛保护的作用；表面积大，一般其嗅味、刺激性、吸湿性及化学活性等表现强烈，挥发性成分易散失；散剂的口感较差，剂量大的也会造成服用困难。

颗粒剂

颗粒剂是将药材提取物与适宜的辅料或饮片细粉制成具有一定粒度的颗粒状制剂。根据辅料不同，可分为无糖颗粒剂型和有糖颗粒剂型。中药颗粒剂剂型始于我国 20 世纪 70 年代，当时称为冲剂。颗粒剂是在汤剂、散剂、糖浆剂、酒剂等前提剂型的基础上发展起来的新剂型。其优点：吸收快，见效迅速；剂量小，口感好，可调色、香、味，尤其适合儿童服用；生产设备简单，易操作；服用、携带、储藏和运输方便。但是相对来说，颗粒剂的成本较高，且具有容易吸潮结块、潮解的缺点。

胶囊剂

胶囊剂是将原料药材用适宜方法加工后，填充于空心胶囊或密封于软质囊材中的制剂。根据胶囊材质不同，可分为硬胶囊、软胶囊（胶丸）和肠溶胶囊等。胶囊剂主要供口服使用，主要特点是：掩盖药物不良气味，提高药物稳定性；药物的生物利用度高，能在胃肠道中迅速分散、溶出和吸收。

丸剂

丸剂是将饮片细粉或提取物加适宜的黏合剂或其他辅料制成的球形或类球形制剂。根据制备方法和辅料的不同，分为蜜丸、水蜜丸、水丸、糊丸、蜡丸、浓缩丸、滴丸等多种类型，主要供内服使用。其中，蜜丸根据大小可分为大蜜丸、小蜜丸。水蜜丸较蜜丸含蜜量少。水丸崩解较蜜丸快，便于吸收。糊丸释药缓慢，适用于含毒性成分或药性剧烈成分的成药方。蜡丸缓释、长效，且可达到肠溶效果，适合毒性和刺激性较大药物的成药方。浓缩丸服用剂量较小。滴丸剂系指药材经适宜的方法提取、纯化、浓缩，并与适宜的基质加热熔融混匀后，滴入不相混溶的冷凝液中，收缩冷凝而制成的球形或类球形制剂。滴丸剂服用方便，可含化或吞服，起效迅速。

片剂

片剂是将药材提取物，或药材提取物加药材细粉，或药材细粉与适宜辅料混匀压制成的圆片状或异形片状的剂型。主要供内服，也有外用或其他特殊用途者。按药材的处理过程可分为全粉末片、半浸膏片、浸膏片、提纯片。片剂具有溶出度及生物利用度较高；剂量准确，药物含量差异较小；质量稳定；服用、携带、运输和贮存较方便等特点。

胶剂

胶剂是以动物的皮、骨、甲、角等为原料，用水煎取胶质，浓缩成稠胶状，经干燥后制成的固体块状内服制剂。胶剂多为传统的补益药，一般烊化兑服。

栓剂

栓剂是将药材提取物或药材细粉与适宜基质混合制成供腔道给药的制剂。栓剂在常温下为固体，纳入人体腔道后，在体温下能迅速软化熔融或溶解于内分泌液，逐渐释放药物而产生作用。既可作为局部用药剂型又可作为全身用药剂型。全身用药时，不经过胃，且无肝脏首过效应，因此生物利用度优于口服，对胃的刺激性和肝的毒副作用小，尤适合不宜或不能口服药物的患者。

丹剂

丹剂是将由汞及某些矿物药，在高温条件下烧炼制成的不同结晶形状的剂型。丹剂大多含汞，因毒性较强，只宜外用。

⊕ 贴膏剂

贴膏剂是将药材提取物、药材细粉等与适宜的基质制成的供皮肤贴敷，可产生局部或全身性作用的一类片状外用制剂。包括橡胶膏剂、凝胶膏剂（即原巴布膏剂）和贴剂等。贴膏剂用法简便，兼有外治和内治的功能。近年来发展起来的凝胶膏剂，是将药材提取物、药材细粉等与适宜的亲水性基质混匀后，涂布于背衬材料上制成的贴膏剂。与传统的中药贴膏剂相比，能快速、持久地透皮释放基质中所包含的有效成分，具有给药剂量较准确、吸收面积小、血药浓度较稳定、使用舒适方便等优点。

⊕ 涂膜剂

涂膜剂是将药材提取物或药材细粉与适宜的成膜材料加工制成的膜状制剂。可用于口腔科、眼科、耳鼻喉科、创伤科、烧伤科、皮肤科及妇科等。作用时间长，且可在创口形成一层保护膜，对创口具有保护作用。一些膜剂，尤其是鼻腔、皮肤用药膜亦可起到全身作用。

 2. 半固体剂型

⊕ 煎膏剂

煎膏剂是将药材加水煎煮，取煎煮液浓缩，加炼蜜或糖（或转化糖）制成的稠厚状半流体制剂。适用于慢性病或需要长期连续服药者，传统的膏滋即属于此类剂型。煎膏剂以滋补作用为主，兼具治疗作用。

⊕ 软膏剂

软膏剂是将药材提取物或药材细粉与适宜基质混合制成的半固体外用制剂。常用基质分为油脂性、水溶性和乳剂。

⊕ 凝胶剂

凝胶剂是将药材提取物与适宜的基质制成的，具有凝胶特性的半固体或稠厚液体制剂。按基质不同可分为水溶性凝胶和油性凝胶。适用于皮肤及体腔如鼻腔、阴道和直肠给药。

 3. 液体制剂

⊕ 合剂

合剂是将饮片用水或其他溶剂，采用适宜方法提取制成的口服液体制剂。合剂是在汤剂基础上改进的一种剂型，合剂比汤剂浓度高，服用剂量小，易吸收，且能较长时间贮存。

➕ 口服液

口服液是在合剂的基础上，加入矫味剂，按单剂量灌装、灭菌制成的液体制剂。口感较好，易于接受，近年来无糖型口服液逐渐增多。

➕ 酒剂

酒剂是将中药饮片或粗粒用蒸馏酒提取制成的澄清液体制剂。酒剂较易吸收，小儿、孕妇及对酒精过敏者不宜服用。

➕ 酊剂

酊剂是将原料药物用规定浓度的乙醇提取或溶解而制成的澄清液体制剂。有效成分含量高，使用剂量小，易于保存。小儿、孕妇及对酒精过敏者不宜服用。

➕ 糖浆剂

糖浆剂是含药材、药材提取物或芳香物质的浓蔗糖水溶液。因含有糖或芳香性矫味剂，可掩盖药物的苦味或其他不良气味，较适宜儿童使用，但糖尿病患者慎用。

➕ 注射剂

注射剂是将药材经提取、纯化后制成的供注入体内的溶液、乳状液及供临用前配制成溶液的粉末或浓溶液的无菌制剂。药效作用迅速，适用于不宜口服给药的药物，不宜口服的病人；可使药物发挥定位定向的局部作用，便于昏迷、急症、重症、不能吞咽或消化系统障碍患者使用。

4. 气体剂型

气体剂型主要为气雾剂。气雾剂是将药材提取物、药材细粉与适宜的抛射剂共同封装在具有特殊阀门装置的耐压容器中，使用时借助抛射剂的压力将内容物喷出呈雾状、泡沫状或其他形态的制剂。其中以泡沫形态喷出的可称泡沫剂。不含抛射剂，借助手动泵的压力或其他方法将内容物以雾状等形态喷出的制剂为喷雾剂。气雾剂可直达吸收或作用部位，具有速效和定位作用；药物不易被微生物污染，使用方便，剂量准确，同时避免了胃肠道给药的副作用。可用于呼吸道吸入、皮肤、黏膜或腔道给药。

以上各类剂型，有时也将西药与中药联合组方。由于含西药成分的中成药并不普遍，且西药成分易被忽略，在应用时当加以注意。

中成药的类别

中成药的种类很多，根据不同的需求，有功效、病症、方名、剂型等不同分类方法。从应用的角度讲，最便于把握的是按功效分类。根据功效，中成药可分为以下20类。

1. 解表剂

解表剂以麻黄、桂枝、荆芥、防风、桑叶、菊花、柴胡、薄荷、豆豉等药物为主组成，具有发汗、解肌、透疹等作用，主要用以治疗表证。解表剂分为辛温解表、辛凉解表和扶正解表三类。临床以恶寒发热、舌苔薄白或黄、脉浮等为辨证要点。适用于普通感冒、流行性感冒、上呼吸道感染、扁桃体炎、咽炎等病症。

✚ 辛温解表剂

适用于外感风寒表证。症见恶寒发热、头项强痛、肢体酸痛、口不渴、无汗或汗出而仍发热恶风寒、舌苔薄白、脉浮紧或浮缓等。常用药如感冒清热颗粒、九味羌活丸、小儿感冒退热糖浆、川芎茶调散（丸）等。

✚ 辛凉解表剂

适用于外感风热表证。症见发热、微恶风寒、头痛、口渴、咽痛，或咳嗽、舌尖红、苔薄白或兼微黄、脉浮数等。常用药如银翘解毒丸（颗粒、胶囊、片）、桑菊感冒片（颗粒）、感冒清热胶囊等。

✚ 扶正解表剂

适用于正气虚弱复感外邪而致的表证。症见反复感冒、低热汗出、倦怠、舌质淡有齿痕、苔薄、脉弱等。常用药如玉屏风颗粒（口服液）、参苏丸（胶囊）等。

注意事项：① 服用解表剂后宜避风寒，或增衣被，或辅之以粥，以助汗出；② 解表取汗，达到全身持续微汗为最佳。若汗出不彻底，则会导致病邪不能完全散出；若汗出的太多，则会导致伤耗气津；③若病痊愈，即可停止服用；④服用解表剂时忌食用生冷、油腻之品，要多喝水，注意休息；⑤对于麻疹已透、疮疡已溃或虚证水肿的患者，不宜使用解表剂。

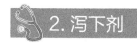

2. 泻下剂

泻下剂以大黄、芒硝、火麻仁、牵牛子、甘遂等药物为主组成，具有通导大便、排除积滞、荡涤实热或攻逐水饮、寒积等作用，主要用以治疗里实证。泻下剂分为寒下、温下、润下、逐水及攻补兼施五类。临床以大便秘结不通、少尿、无尿、胸水、腹水等为辨证要点。适用于便秘、肠梗阻、急性胰腺炎、急性胆囊炎、幽门梗阻、胸腔积液、腹水等见上述症状者。

✚ 寒下剂

适用于里热与积滞互结之实证。症见大便秘结、腹部有满或胀或痛的感觉，或者有潮热、苔黄、脉实等。常用药如青宁片（丸）、当归龙荟丸、大黄通便颗粒等。

✚ 温下剂

适用于因寒成结之里实证。症见大便秘结、脘腹胀满、腹痛喜温、手足较凉、脉沉紧等。常用药如苁蓉通便口服液、芪蓉润肠口服液等。

✚ 润下剂

适用于肠燥津亏、大便秘结证。症见大便干结、小便短赤、舌苔黄燥、脉滑实等。常用药如麻仁润肠丸（软胶囊）、便通片、麻仁滋脾丸等。

✚ 逐水剂

适用于水饮壅盛于里之实证。症见胸胁引痛或水肿腹胀、二便不利、脉实有力等。常用药如舟车丸。

✚ 攻补兼施剂

适用于里实正虚而大便秘结证。症见脘腹胀满、大便秘结并且兼有气血阴津不足表现。常用药如便通胶囊（片）。

注意事项：①泻下剂大都作用峻猛，易于耗损胃气，切勿过量使用；②老年身体虚弱，新产气血亏虚，病后津液损伤等，应攻补兼施，虚实兼顾。

3. 和解剂

和解剂以柴胡、黄芩、青蒿、白芍、半夏等药物为主组成，具有和解少阳、调和肝脾、调和肠胃等作用，主要用以治疗伤寒邪在少阳、胃肠不和、肝脾不和等证。和解剂分为和解少阳、调和肝脾、调和肠胃三类。临床以寒热往来、胸胁满闷、呕吐下利等为辨证要点。适用于疟疾、感冒、各类肝炎、胆囊炎、慢性肠炎、慢性胃炎、胃肠功能紊乱等见上述症状者。

➕ 和解少阳剂

适用于邪在少阳证。症见往来寒热、胸胁苦满、心烦喜呕、不欲饮食，以及口苦、咽干、目眩等。常用药如小柴胡颗粒（片）、大柴胡颗粒等。

➕ 调和肝脾剂

适用于肝脾不和证。症见脘腹胸胁胀痛、神疲食少、月经不调、腹痛泄泻、手足不温等。常用药如加味逍遥丸、四逆散、逍遥丸等。

➕ 调和肠胃剂

适用于肠胃不和证。症见心下痞满、恶心呕吐、脘腹胀痛、肠鸣下利等。常用药如半夏泻心汤、荆花胃康胶囊等。

注意事项： ①和解剂以祛邪作用为主，纯虚患者不宜用；②临证使用要辨清表里、上下、气血以及寒热虚实的多少选用中成药，要遵从医嘱，忌私自用药。

4. 清热剂

清热剂以金银花、连翘、板蓝根、大青叶、黄芩、黄连、黄柏、栀子、丹皮、桑白皮、紫草等药物为主组成，具有清热泻火、凉血解毒及滋阴透热等作用，主要用以治疗里热证。清热剂分为清热泻火、清营凉血、清热解毒、清脏腑热、清虚热、气血两清等六类。临床以发热、舌红苔黄、脉数等为辨证要点。适用于各种感染性与非感染炎症性疾病如流感、流行性乙型脑炎、流行性脑脊髓膜炎、牙龈炎、急性扁桃体炎、流行性腮腺炎、各类肺炎、肝炎、胃肠炎、败血症、流行性出血热等见上述症状者。

➕ 清热泻火剂

适用于热在气分、热盛津伤证。症见身热不恶寒、反恶热、大汗、口渴饮冷、舌红苔黄、脉数有力等。常用药如三黄片、黄连上清丸（颗粒、片、胶囊）、牛黄清胃丸等。

➕ 清营凉血剂

适用于邪热传营，或热入血分证。症见身热夜甚、神烦少寐、时有谵语，或斑疹隐隐、发斑、出血、昏狂、舌绛、脉数等。常用药如石龙清血颗粒、五福化毒丸、新雪丸（颗粒、胶囊、片）。

🔡 清热解毒剂

适用于火热毒邪引起的各类病证。症见口舌生疮、咽喉肿痛、便秘溲赤或大热渴饮、谵语神昏、吐衄发斑、舌绛唇焦；或头面肿痛、痈疡疔疮、舌苔黄燥及外科的热毒痈疡等。常用药如西黄丸（胶囊）、双黄连合剂（颗粒、胶囊、片）、银黄颗粒（片）、板蓝根颗粒、牛黄解毒片、连翘败毒丸（膏、片）、如意金黄散等。

🔡 清脏腑热剂

适用于火热邪毒引起的脏腑火热证。心经热盛症见心烦、口舌生疮或小便涩痛、舌红脉数；肝胆火旺症见头痛、目赤、胁痛、口苦、舌红苔黄、脉弦数有力；肺热症见咳嗽气喘、发热、舌红苔黄、脉细数；热蕴脾胃症见牙龈肿痛、溃烂、口臭、便秘、舌红苔黄、脉滑数；湿热蕴结肠腑可见腹痛腹泻、脓血便、里急后重、舌苔黄腻、脉弦数。常用药如牛黄清心丸、龙胆泻肝丸、护肝片（颗粒、胶囊）、茵栀黄颗粒（口服液）等。

🔡 清虚热剂

适用于阴虚内热证。症见夜热早凉、舌红少苔，或骨蒸潮热，或久热不退之虚热证。常用药如知柏地黄丸。

🔡 气血两清剂

适用于疫毒或热毒所致的气血两燔证。症见大热烦渴、吐衄、发斑、神昏谵语等。常用药如清瘟解毒丸（片）。

注意事项：①中病即止，不宜久服；②注意辨别热证的部位；③辨别热证真假、虚实；④对于平素阳气不足，脾胃虚弱者，可配伍醒脾和胃之品；⑤如服药呕吐者，可采用凉药热服法。

5.祛暑剂

祛暑剂以藿香、佩兰、香薷、鲜银花、鲜扁豆花、鲜荷叶、西瓜翠衣等药物为主组成，具有祛除暑邪的作用，主要用以治疗暑病。祛暑剂分为祛暑清热、祛暑解表、祛暑利湿和清暑益气四类。临床以身热、面赤、心烦、小便短赤、舌红脉数或洪大为辨证要点。适用于胃肠型感冒、急性胃肠炎、小儿腹泻等见上述症状者。

➕ 祛暑清热剂

适用于夏月感受暑热证。症见身热心烦、汗多口渴等。常用药如甘露消毒丸。

➕ 祛暑解表剂

适用于暑气内伏，兼外感风寒证。症见恶寒发热、无汗头痛、心烦口渴等。常用药如藿香正气水（丸、胶囊）、保济丸等。

➕ 祛暑利湿剂

适用于感冒挟湿证。症见身热烦渴、胸脘痞闷、小便不利等。常用药如十滴水。

➕ 清暑益气剂

适用于暑热伤气，津液受灼证。症见身热烦渴、倦怠少气、汗多脉虚等。常用药如清暑益气丸。

注意事项：①暑多挟湿，祛暑剂中多配伍祛湿之品，但不能过于温燥，以免伤耗气津；②忌生冷、油腻饮食。

6. 温里剂

温里剂以制附子、干姜、肉桂、吴茱萸、小茴香、高良姜等药物为主组成，具有温里助阳、散寒通脉等作用，主要用以治疗里寒证。温里剂分为温中祛寒、回阳救逆、温经散寒三类。临床以畏寒肢凉、喜温蜷卧、面色苍白、口淡不渴、小便清长、脉沉迟或缓为辨证要点。适用于慢性胃炎、胃及十二指肠溃疡、胃肠痉挛、末梢循环障碍、血栓闭塞性脉管炎、风湿性关节炎等见上述症状者。

➕ 温中祛寒剂

适用于中焦虚寒证。症见脘腹疼痛、呕恶下利、不思饮食、肢体倦怠、手足不温、口淡不渴、舌苔白滑、脉沉细或沉迟等。常用药如附子理中丸（片）、黄芪建中丸。

➕ 回阳救逆剂

适用于阳气衰微，阴寒内盛，甚至阴盛格阳或戴阳的危重病证。症见四肢厥逆、恶寒蜷卧、呕吐腹痛、下利清谷、精神委靡、脉沉细或沉微等。常用药如参附注射液。

➕ 温经散寒剂

适用于寒凝经脉证。症见手足厥寒，或肢体疼痛，或发阴疽等。常用药如小金丸、代温灸膏。

注意事项：①凡实热证、素体阴虚内热、失血伤阴者不宜用；②孕妇及气候炎热时慎用。

7. 表里双解剂

表里双解剂以解表药与治里药为主组成，具有表里双解作用，主要用以治疗表里同病。表里双解剂分为解表攻里、解表清里、解表温里三类。临床以表寒里热、表热里寒、表实里虚、表虚里实以及表里俱寒、表里俱热、表里俱虚、表里俱实等表现为辨证要点。适用于急性胰腺炎、急性胆囊炎、胆石症、胃及十二指肠溃疡、肥胖症、习惯性便秘、痔疮、痢疾、胃肠型感冒、急性肾炎等有表里同病表现者。

➕ 解表攻里剂

适用于外有表邪，里有实积者。既有表寒或表热的症状，又有里实表现。常用药如防风通圣丸（颗粒）。

➕ 解表清里剂

适用于表证未解，里热已炽者。既有表寒或表热的症状，又见里热表现。常用药如葛根芩连丸。

➕ 解表温里剂

适用于外有表证，里有寒象者。临床兼见表寒与里寒的症状。常用药如小青龙胶囊（合剂、颗粒、糖浆）、五积散。

注意事项：① 必须具备既有表证，又有里证者，方可应用；② 辨别表证与里证的寒、热、虚、实，然后针对病情选择适当的方剂；③ 分清表证与里证的轻重主次。

8. 补益剂

补益剂以人参、黄芪、黄精、玉竹、当归、熟地、女贞子、鹿茸、肉苁蓉等药物为主组成，具有补养人体气、血、阴、阳等作用，主要用以治疗各种虚证。补益剂分为补气、补血、气血双补、补阴、补阳、阴阳双补六类，临床以气、血、阴、阳虚损不足的诸症表现为辨证要点。适用于慢性心力衰竭、贫血、衰老、退行性病变、内分泌与代谢性疾病出现气血阴阳虚损表现者。

➕ 补气剂

适用于脾肺气虚证。症见肢体倦怠乏力、少气懒言、语声低微、动则气促、面色萎黄、食少便溏、舌淡苔白、脉弱或虚大，甚或虚热自汗，或脱肛、子宫脱垂等。

常用药如参苓白术散（丸、颗粒）、补中益气丸（颗粒）。

➕ 补血剂

适用于血虚证。症见面色无华、头晕、眼花、心悸失眠、唇甲色淡、妇女经水愆期、量少色淡、脉细数或细涩、舌质淡红、苔滑少津等。常用药如归脾丸（合剂）、当归补血丸。

➕ 气血双补剂

适用于气血两虚证。症见面色无华、头晕目眩、心悸气短、肢体倦怠、舌质淡、苔薄白、脉虚细等。常用药如八珍益母丸（胶囊）、乌鸡白凤丸（胶囊、片）、人参养荣丸。

➕ 补阴剂

适用于阴虚证。症见肢体羸瘦、头晕耳鸣、潮热颧红、五心烦热、口燥咽干、虚烦不眠、大便干燥、小便短黄，甚则骨蒸盗汗、呛咳无痰、梦遗滑精、腰酸背痛、脉沉细数、舌红少苔、少津等。常用药如六味地黄丸、杞菊地黄丸（胶囊、片）、生脉饮（颗粒、胶囊、注射液）、百合固金丸。

➕ 补阳剂

适用于阳虚证。症见腰膝酸痛、四肢不温、酸软无力、少腹拘急冷痛、小便不利，或小便频数、阳痿早泄、肢体羸瘦、消渴、脉沉细或尺脉沉伏等。常用药如金匮肾气丸（片）、四神丸（片）。

➕ 阴阳双补

适用于阴阳两虚证。症见头晕目眩、腰膝酸软、阳痿遗精、畏寒肢冷、午后潮热等。常用药如补肾益脑片。

注意事项： ①辨治虚证，应辨别真假；②体质强壮者不宜补，邪气盛者慎用；③脾胃素虚宜先调理脾胃，或在补益方中佐以健脾和胃、理气消导的中成药；④服药时间以空腹或饭前为佳。

🩺 9. 安神剂

安神剂以磁石、龙齿、珍珠母、远志、酸枣仁、柏子仁等药物为主组成，具有安定神志作用，主要用以治疗各种神志不安病证。安神剂分为重镇安神和滋养安神两类。临床以失眠、心悸、烦躁、惊狂等为辨证要点。适用于失眠、神经官能症、甲状腺机能亢进症、高血压、心律失常等出现上述症状者。

➕ 重镇安神剂

适用于心阳偏亢证。症见烦乱、失眠、惊悸、怔忡等。常用药如磁朱丸、朱砂安神丸。

➕ 滋养安神剂

适用于阴血不足，心神失养证。症见虚烦少寐、心悸盗汗、梦遗健忘、舌红苔少等。常用药如天王补心丸（片）、养血安神丸、柏子养心丸（片）。

注意事项：①重镇安神类多由金石类药物组成，不宜久服，以免有碍脾胃运化；②素体脾胃不健，服用安神剂时可配合补脾和胃的中成药。

10. 开窍剂

开窍剂以麝香、冰片、石菖蒲等芳香药物为主组成，具有开窍醒神等作用，主要用以治疗神昏窍闭（神志障碍）、心痛彻背诸证。开窍剂分为凉开（清热开窍）和温开（芳香开窍）两类。临床以神志障碍、情志异常为辨证要点。适用于急性脑血管病、流行性乙型脑炎、流行性脑脊髓膜炎、尿毒症、肝昏迷、癫痫、冠心病心绞痛、心肌梗死等见上述症状者。

➕ 凉开（清热开窍）剂

适用于温邪热毒内陷心包的热闭证。症见高热、神昏谵语、甚或痉厥等。常用药如安宫牛黄丸、清开灵注射液（胶囊、片、颗粒）、安脑丸、局方至宝丸。

➕ 温开（芳香开窍）剂

适用于中风、中寒、痰厥等属于寒闭证。症见突然昏倒、牙关紧闭、神昏不语、苔白脉迟等。常用药如苏合香丸、十香返生丸。

注意事项：① 神昏有闭与脱之分，闭证可用本类药物治疗，脱证不宜使用；② 应与祛邪药同用；③ 孕妇慎用或忌用；④ 久服易伤元气，故临床多用于急救，中病即止。

11. 固涩剂

固涩剂以麻黄根、浮小麦、五味子、五倍子、肉豆蔻、桑螵蛸、金樱子、煅龙骨、煅牡蛎等药物为主组成，具有收敛固涩作用，主要用以治疗气、血、精、津耗散滑脱之证。固涩剂分为固表止汗、敛肺止咳、涩肠固脱、涩精止遗、固崩止带五类。

临床以自汗、盗汗、久咳、久泻、遗精、滑泄、小便失禁、崩漏、带下等为辨证要点。适用于肺结核病、自主神经功能失调、小儿遗尿、神经性尿频、神经衰弱、功能性子宫出血、产后出血过多、慢性咳嗽等见上述症状者。

✚ 固表止汗剂

适用于体虚卫外不固，阴液不能内守证。症见自汗、盗汗。常用药如玉屏风颗粒。

✚ 敛肺止咳剂

适用于久咳肺虚，气阴耗伤证。症见咳嗽、气喘、自汗、脉虚数等。常用药如固本咳喘片。

✚ 涩肠固脱剂

适用于泻痢日久不止，脾肾虚寒，以致大便滑脱不禁证。症见久泻久痢或五更泄泻、完谷不化、形寒肢冷、腰膝冷痛等。常用药如固肠止泻丸。

✚ 涩精止遗剂

适用于肾气不足，膀胱失约证或肾虚封藏失职，精关不固证。症见遗精滑泄或尿频遗精等。常用药如缩泉丸（胶囊）、金锁固精丸。

✚ 固崩止带剂

适用于妇女崩中漏下，或带下日久不止等证。症见月经过多、漏下不止或带下量多不止等。常用药如千金止带丸。

注意事项：固涩剂为正虚无邪者设，故凡外邪未去，不宜使用。误用固涩剂，可致"闭门留寇"之弊。

12. 理气剂

理气剂以枳实、陈皮、厚朴、沉香、乌药等药物为主组成，具有行气或降气作用，主要用以治疗气滞或气逆病证。理气剂分为行气剂和降气剂。临床以脘腹胀痛、嗳气吞酸、恶心呕吐、大便不畅、胸胁胀痛、游走不定、情绪抑郁、月经不调或喘咳为辨证要点。适用于抑郁症、更年期综合征、肠胃功能紊乱、慢性肝炎、慢性结肠炎、慢性胃炎、慢性胆囊炎等见上述症状者。

✚ 行气剂

适用于气机郁滞证。行气剂可分为理气疏肝、疏肝散结、理气和中、理气止痛等。气滞证可见脘腹胀满、嗳气吞酸、呕恶食少、大便失常或胸胁胀痛，或疝气痛，或月经不调，或痛经。常用药如丹栀逍遥丸、逍遥丸（颗粒）、胃苏颗粒、元胡止痛片（颗粒、胶囊、滴丸）、三九胃泰颗粒、气滞胃痛颗粒（片）、妇科十味片。

🔘 降气剂

适用于气机上逆之证。症见咳喘、呕吐、嗳气、呃逆等。常用药如苏子降气丸。

注意事项：①理气药物大多辛温香燥，易于耗气伤津，助热生火，当中病即止，慎勿过剂；②年老体弱、阴虚火旺、孕妇或素有崩漏吐衄者应慎用。

🩺 13. 理血剂

理血剂以桃仁、红花、川芎、赤芍、三棱、莪术、乳香、没药、三七、水蛭、虻虫、苏木、大小蓟、花蕊石、血余炭、藕节等药物为主组成，具有活血祛瘀或止血作用，主要用以治疗各类瘀血或出血病证。理血剂分为活血祛瘀与止血两类。临床以刺痛有定处、舌紫暗、瘀斑瘀点、痛经、闭经、病理性肿块，及各种出血病症（吐血、衄血、咳血、尿血、便血、崩漏及外伤）为辨证要点。适用于各类骨折、软组织损伤、疼痛、缺血性疾病（冠心病、缺血性脑血管病）、血管性疾病、血液病、风湿病、肿瘤等有瘀血表现及各类出血性疾病如外伤出血、月经过多、血小板减少性紫癜等见上述表现者。

🔘 活血剂

活血剂又可分为活血化瘀、益气活血、温经活血、养血活血、凉血散瘀、化瘀消癥、散瘀止血、接筋续骨等。适用于各种蓄血及瘀血阻滞跌打损伤病证。症见刺痛有定处、舌紫暗、舌上有青紫斑或紫点、腹中或其他部位有肿块、疼痛拒按、按之坚硬、固定不移等。常用药如丹参注射液、麝香保心丸、复方丹参片（胶囊、颗粒、滴丸）、血府逐瘀丸（胶囊）、冠心苏合丸（胶囊、软胶囊）、速效救心丸、地奥心血康胶囊、通心络胶囊、益母草膏（颗粒、片、胶囊）、接骨七厘散、伤科接骨片、云南白药（胶囊、膏、酊、气雾剂）、活血止痛散（胶囊）、舒筋活血丸（片）、颈舒颗粒、狗皮膏。

🔘 止血剂

适用于血溢脉外的出血证。症见吐血、衄血、咳血、便血、尿血、崩漏等。常用药如槐角丸、三七胶囊（片）。

注意事项：①妇女经期、月经过多及孕妇均当慎用或禁用活血祛瘀剂；②逐瘀过猛或久用逐瘀，均易耗血伤正，只能暂用，不能久服，中病即止。

14. 治风剂

治风剂以川芎、防风、羌活、荆芥、白芷及羚羊角、钩藤、石决明、天麻、鳖甲、龟板、牡蛎等药物为主组成，具有疏散外风或平熄内风等作用，主要用于治疗风病。治风剂分为疏散外风和平熄内风两类。临床以头痛、口眼㖞斜、肢体痉挛、眩晕头痛、猝然昏倒、半身不遂或高热、抽搐、痉厥等为辨证要点。适用于偏头痛、面神经麻痹、破伤风、急性脑血管病、高血压脑病、妊娠高血压、癫痫发作、震颤麻痹、小儿高热惊厥、流行性乙型脑炎、流行性脑脊髓膜炎等见上述症状者。

🔟 疏散外风剂

适用于外风所致病证。症见头痛、恶风、肌肤瘙痒、肢体麻木、筋骨挛痛、关节屈伸不利，或口眼㖞斜，甚则角弓反张等。常用药如川芎茶调丸（散、颗粒、片）、疏风活络丸。

🔟 平熄内风剂

适用于内风证。症见眩晕、震颤、四肢抽搐、语言謇涩、足废不用、甚或猝然昏倒、不省人事、口角歪斜、半身不遂等。常用药如天麻钩藤颗粒、松龄血脉康胶囊、华佗再造丸。

注意事项：①应注意区别内风与外风；②疏散外风剂多辛香走窜，易伤阴液，助阳热，故阴津不足或阴虚阳亢者应慎用。

15. 治燥剂

治燥剂以桑叶、杏仁、沙参、麦冬、生地、熟地、玄参等药物为主组成，具有轻宣外燥或滋阴润燥等作用，主要用于治疗燥证。治燥剂分为轻宣外燥剂与滋阴润燥剂。临床以干咳少痰、口渴、鼻燥、消渴、便秘、舌红为辨证要点。适用于临床可用于治疗上呼吸道感染、慢性支气管炎、肺气肿、百日咳、肺炎、支气管扩张、肺癌、习惯性便秘、糖尿病、干燥综合征、肺结核、慢性萎缩性胃炎等见上述症状者。

🔟 轻宣外燥剂

适用于外感凉燥或温燥证。凉燥证症见头痛恶寒、咳嗽痰稀、鼻塞咽干、舌苔薄白；温燥证症见头痛身热、干咳少痰、或气逆而喘、口渴鼻燥、舌边尖红、苔薄白而燥。常用药如杏苏止咳糖浆（颗粒）。

滋阴润燥剂

适用于脏腑津伤液耗的内燥证。燥在上者，症见干咳、少痰、咽燥、咯血；燥在中者，症见肌肉消瘦、干呕食少；燥在下者，症见消渴或津枯便秘等。常用药如养阴清肺口服液（膏、丸、糖浆）、蜜炼川贝枇杷膏。

注意事项：①首先应分清外燥和内燥，外燥又须分清温燥与凉燥；②甘凉滋润药物易助湿滞气，脾虚便溏或素体湿盛者忌用。

16. 祛湿剂

祛湿剂以羌活、独活、秦艽、防风、防己、桑枝及茯苓、泽泻、猪苓等药物为主组成，具有化湿利水、通淋泄浊作用，主要用于治疗水湿病证。祛湿剂分为化湿和胃、清热祛湿、利水渗湿、温化水湿、祛湿化浊、祛风胜湿剂六类。临床以肢体麻木、关节疼痛、关节肿胀、腰膝疼痛、屈伸不利及小便不利、无尿、水肿、腹泻等为辨证要点。适用于各类风湿病、各类骨关节炎、骨质增生及急性肾炎、慢性肾炎、肝硬化腹水、泌尿系感染、前列腺炎、前列腺增生、产后小便困难等见上述症状者。

化湿和胃剂

化湿和胃剂又称燥湿和中。适用于湿浊内阻，脾胃失和证。症见脘腹痞满、嗳气吞酸、呕吐泄泻、食少体倦等。常用药如香砂平胃散（颗粒、丸）、枳术丸。

清热祛湿剂

适用于湿热外感，或湿热内盛，以及湿热下注证。症见身目发黄、小便短赤，或霍乱吐泻、下利脓血便或大便臭秽、小便混浊，或关节红肿酸痛等。常用药如消炎利胆片（颗粒、胶囊）、妇科千金片、八正颗粒。

利水渗湿剂

适用于水湿壅盛证。症见小便不利、水肿、腹水、泄泻等。常用药如五苓散（胶囊、片）。

温化水湿剂

适用于阳虚不能化水和湿从寒化证。症见痰饮、水肿、小便不利、泻痢不止、形寒肢冷等。常用药如萆薢分清丸、肾炎康复片。

➕ 祛湿化浊剂

适用于湿浊不化所致的白浊、妇女带下等证。症见小便混浊、淋漓涩痛，或带下色白、质稠、状如凝乳或豆腐渣状，气味酸臭、舌苔厚腻、脉滑等。常用药如血脂康胶囊、白带丸。

➕ 祛风胜湿剂

适用于风湿痹阻经络证。症见肢体、肌肉、关节疼痛、酸楚、麻木、沉重以及关节肿大、变形、屈伸不利等。常用药如独活寄生丸。

注意事项：祛湿剂多由芳香温燥或甘淡渗利之药组成，多辛燥，易于耗伤阴津，对素体阴虚津亏，病后体弱，以及孕妇等均应慎用。

🩺 17. 祛痰剂

祛痰剂以半夏、贝母、南星、瓜蒌、竹茹、前胡、桔梗、海藻、昆布等药物为主组成，具有消除痰涎作用，主要用以治疗各种痰病。祛痰剂分为燥湿化痰、清热化痰、润燥化痰、温化寒痰和化痰熄风等五类。临床以咳嗽、喘促、头疼、眩晕、呕吐等为辨证要点。适用于慢性支气管炎、肺气肿、支气管哮喘、神经性呕吐、神经官能症、消化性溃疡、更年期综合征、癫痫、中风、冠心病、肺炎、高血压病、眩晕等见上述症状者。

➕ 燥湿化痰剂

适用于湿痰证。症见咳吐大量稠痰、痰滑易咳、胸脘痞闷、恶心呕吐、眩晕、肢体困重、食少口腻、舌苔白腻或白滑、脉缓或滑等。常用药如二陈丸、祛痰止咳颗粒等。

➕ 清热化痰剂

适用于痰热证。症见咳吐黄痰、咯吐不利、舌红苔黄腻、脉滑数。常用药如祛痰灵口服液、止咳橘红丸（颗粒、胶囊、片）、黄氏响声丸等。

➕ 润燥化痰剂

适用于燥痰证。症见咳嗽甚或呛咳、咯痰不爽，或痰黏成块，或痰中带血、胸闷胸痛、口鼻干燥、舌干少津、苔干、脉涩等。常用药如养阴清肺丸（膏、糖浆）、蜜炼川贝枇杷膏等。

➕ 温化寒痰

适用于寒痰证。症见咳吐白痰、胸闷脘痞、气喘哮鸣、畏寒肢冷、舌苔白腻、脉弦滑或弦紧。常用药如通宣理肺丸（颗粒、胶囊、片）。

⊕ 化痰熄风

适用于内风挟痰证。症见眩晕头痛，或发癫痫，甚则昏厥、不省人事、舌苔白腻、脉弦滑等。常用药如半夏天麻丸。

注意事项：①辨别痰病的性质，分清寒热燥湿；②有咳血倾向者，不宜使用燥热之剂，以免引起大量出血；③表邪未解或痰多者，慎用滋润之品，以防壅滞留邪，病久不愈；④辨明生痰之源，重视循因治本。

18. 止咳平喘剂

止咳平喘剂以杏仁、苏子、枇杷叶、紫菀、百部、款冬花、桑白皮、葶苈子等药物为主组成，具有止咳平喘等作用，主要用以治疗各种痰、咳、喘证。临床以咳嗽、咯痰、哮喘、胸闷、憋气等为辨证要点。根据配伍不同又可分为清肺止咳、温肺止咳、补肺止咳、化痰止咳、温肺平喘、清肺平喘、补肺平喘、纳气平喘等。适用于急性支气管炎、支气管哮喘、慢性阻塞性肺病、肺源性心脏病、胸膜炎、肺炎、小儿喘息性支气管炎、上呼吸道感染等见上述症状者。常用药如蛤蚧定喘丸、固本咳喘片。

注意事项：外感咳嗽初起，不宜单用收涩止咳剂，以防留邪。

19. 消导化积剂

消导化积剂以山楂、神曲、谷麦芽、鸡内金、莱菔子等药物为主组成，具有消食健脾或化积导滞作用，主要用以治疗食积停滞证。消导化积剂分为消食化积剂和健脾消食剂两类。临床以脘腹胀闷、嗳腐吞酸、厌食呕恶、腹胀、腹痛或泄泻、舌苔腻等为辨证要点。适用于消化不良、小儿厌食症、胃肠炎、胆囊炎、细菌性痢疾等见上述症状者。

⊕ 消食化积剂

适用于食积内停之证。症见胸脘痞闷、嗳腐吞酸、恶食呕逆、腹痛泄泻等。常用药如保和丸（颗粒、片）、枳实导滞丸。

⊕ 健脾消食剂

适用于脾胃虚弱，食积内停之证。症见脘腹痞满、不思饮食、面黄体瘦、倦怠乏力、大便溏薄等。常用药如健脾丸、健儿消食口服液。

注意事项：①使用人参类补益药时，不宜配伍使用含莱菔子的中成药；②食积内停，易使气机阻滞，气机阻滞又可导致积滞不化，宜配伍具有理气作用的药物，使气行而积消；③消导剂虽较泻下剂缓和，但总属攻伐之剂，不宜久服，纯虚无实者禁用。

20. 杀虫剂

杀虫剂以苦楝根皮、雷丸、槟榔、使君子、南瓜子等药物为主组成，具有驱虫或杀虫作用，主要用以治疗人体消化道寄生虫病。临床以脐腹作痛、时发时止、痛定能食、面色萎黄，或面白唇红，或面生干癣样的白色虫斑，或胃中嘈杂、呕吐清水、舌苔剥落、脉象乍大乍小等为主要表现。适用于驱杀寄生在人体消化道内的蛔虫、蛲虫、绦虫、钩虫等。常用药如乌梅丸。

注意事项：①宜空腹服，尤以临睡前服用为妥，忌油腻香甜食物；②有时需要适当配伍泻下药物，以助虫体排出；③驱虫药多有攻伐作用或有毒之品，故要注意掌握剂量，且不宜连续服用，以免中毒或伤正；④年老、体弱、孕妇等慎用或禁用；⑤服驱虫剂之后见脾胃虚弱者，适当调补脾胃以善其后。

需要说明的是，尽管中成药可以按功效进行分类，但在具体应用时不应拘泥，应根据中医理论及病情灵活运用。

中成药的应用

"安全、有效、经济、适当"，是合理应用中成药的基本要求。合理应用中成药，既要掌握一般原则，又要熟悉不同药物的性能特点，还要注意使用方法。

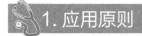 1. 应用原则

➕ 必须辨证用药

中成药是在中医理论指导下加工制作而成的，必须在中医理论指导下应用。使用者应依据中医理论，辨认、分析疾病的证候，针对证候确定具体的治则治法，然后依据治则治法，选用适宜的中成药。无论针对中医疾病还是西医疾病，均应加以中医辨证，根据辨证选用相应的中成药。或将中医辨病与辨证相结合，或将西医辨病与中医辨证相结合，但不能仅根据西医诊断选用中成药。

➕ 选择适宜剂型

应根据患者的病证、体质特点、病情轻重缓急及各种剂型的特点，选择适宜的剂型。

➕ 确定恰当剂量

凡有明确使用剂量规定的中成药，应慎重超剂量使用。凡有使用剂量范围的中成药，应先取偏小值。老年人、儿童应酌情减量。

➕ 优选给药途径

能口服给药的，不采用注射给药；能肌肉注射给药的，不选用静脉注射或滴注给药。

2. 相关因素

中成药的历史悠久，应用广泛，大量研究和临床实践表明，在合理使用的情况下，中成药的安全性是较高的。为了提高中成药疗效，避免产生不良反应，在使用过程中应充分了解影响中成药疗效的各种因素。

➕ 药物因素

➕ **药材质量：**药物的品种、产地、采收时节等都可能会影响药材的质量，从而

影响中成药临床使用的疗效。因此，制作中成药应尽可能选用道地药材。道地药材是指在特定自然条件、生态环境的地域内所产的药材，因药材的生产较为集中，栽培技术、采收和加工方法也都有一定的讲究，以致较同种药材在其他地区所产的药材品质佳、疗效好。如甘肃的当归，宁夏的枸杞子，四川的黄连、附子，内蒙古的甘草，吉林的人参，山西的黄芪、党参，河南怀庆的牛膝、地黄、山药、菊花，江苏的苍术，云南的茯苓、三七等。

⊕ **加工炮制**：中药炮制的辅料、方法、时间等都会影响炮制后中药的疗效，从而影响中成药临床使用的疗效。

⊕ **制备工艺**：中成药的制备工艺如浸提、分离、精制、浓缩、干燥、除菌等都会影响中药中有效成分的提取，进一步影响中成药的临床疗效。

⊕ **药用辅料**：优质的辅料不仅有助于制剂操作及成品外观质量，更有利于药剂中有效成分在体内吸收、分布和消除的动态过程，从而提高临床疗效。反之，则可能影响药物的临床疗效。

⊕ **剂型**：中成药的剂型不同，对药物的吸收、分布和释放都会有很大的影响。

🔲 使用因素

⊕ **辨证施治**：辨病辨证结合用药既可发挥病症结合、优势互补的作用，突出中医药治病特点，又能使药效得到完全发挥。

⊕ **剂量及疗程**：中药治病贵在适中，过多过少都不可取，少则不能发挥药物的功效，多则增加了药物的毒副作用。且临床应用过程中中成药的用量还要根据患者的年龄、体质、病程、发病时节等综合考虑。

⊕ **饮食**：在服用中成药时，须忌食某些食物，一般中成药在服药期间往往要忌食生冷、油腻、腥臭及难消化的食物。另外还有一些中成药有特殊的要求，如服用含人参的中成药不宜吃萝卜，脾胃功能差的人忌食一些膏滋类的中成药。

⊕ **给药方式**：给药途径、给药时间及给药速度都会影响中成药的临床疗效。不同的给药途径吸收速度一般如下：静脉＞吸入＞皮下＞直肠或口腔＞口服＞皮肤。常用口服剂型的吸收速度一般为溶液剂＞混悬剂＞胶囊剂＞片剂＞丸剂＞包衣片剂。不同类型的中成药的服用时间也应不同，大多数药物宜在饭后服用，尤其是补益药（如人参），健胃药（如补脾益肠丸）和对胃肠刺激性较大的药物（如甘露消毒片）；而驱虫药（如乌梅丸）和泻下药（如大承气汤），则于空腹时服用较好；安神类药物应在睡前服用。不管是在饭前或饭后服药，都应与饮食有半小时至一小时的间隔，以免影响药效。由于患者年龄、体质的不同，输液速度直接影响患者的反应。

⊕ **患者的依从性**：依从性即患者的行为（如使用药物、控制饮食、调整生活习惯及复诊）与治疗或健康建议的一致性。若患者的依从性较强则会提高药物的疗效，反之则降低药物的疗效。

机体因素

⊕ **性别**：一般女性对药物的敏感性大于男性，故女性用量宜小；另外女性有月经、妊娠、哺乳等生理过程，对许多药物的反应与一般情况不同，尤其是妊娠期间，某些药物具有损伤胎儿的危害，因此更应慎重。

⊕ **年龄**：儿童因发育尚未完善，故对药物的敏感程度较高，老年人因各种生理功能的衰退，对药物的耐受性弱，故老人和儿童用药应适当减量。

⊕ **体质**：有的患者身体属于特殊性体质，对药物的反应与常人不同，服药时更易产生不良反应，出现的毒性与药物的药理作用和用药剂量无关，完全由患者本身体质所致，如过敏体质人群。

⊕ **生理病理和营养状况**：药物的反应性与患者体质强弱、病情轻重、病程长短及并发病症等密切相关，尤其是肝肾损伤时，可影响药物在肝内代谢和经肾排泄而产生药物不良反应，甚至引起中毒。且人在饥饿、疲劳、体弱的情况下，对毒性药物的敏感度增高。

3.联合应用

为了提高中成药的疗效，常常采取联合用药的方式，既可中药之间联合应用，也可中西药物联合应用。

中成药的联合使用

当病情复杂，一种中成药不能满足病情需要时，可以联合中药汤剂或多种中成药联合运用。应用时要注意以下原则：① 多种中成药的联合应用，应遵循药效互补原则及增效减毒原则。功能相同或基本相同的中成药原则上不宜叠加使用；② 药性峻烈的或含毒性成分的药物应避免重复使用；③ 合并用药时，应避免不同中成药间的药物配伍禁忌（如十八反、十九畏）、避免药物重复后过量。

需要特别注意的是，中药注射剂联合使用应谨慎，并应遵循以下原则：① 两种以上中药注射剂联合使用，应遵循主治功效互补及增效减毒原则，符合中医传统配伍理论的要求，无配伍禁忌；② 应谨慎考虑中药注射剂的间隔时间以及药物相互作用等问题；③ 需同时使用两种或两种以上中药注射剂，严禁混合配伍，应分开使用。除有特殊说明，中药注射剂不宜两个或两个以上品种同时共用一条通道。

✚ 中成药与西药的联合使用

针对具体疾病制定用药方案时，应分别根据中西药物的使用目的确定给药剂量、给药时间、给药途径。在应用时要注意：① 中成药与西药如无明确禁忌，可以联合应用，给药途径相同的，应分开使用；② 应避免副作用相似的中西药联合使用，也应避免有不良相互作用的中西药联合使用。

中西药注射剂联合使用时，还应遵循以下原则：① 谨慎联合使用。如果中西药注射剂确需联合用药，应根据中西医诊断和各自的用药原则选药，充分考虑药物之间的相互作用，尽可能减少联用药物的种数和剂量，根据临床情况及时调整用药；② 中西注射剂联用，尽可能选择不同的给药途径（如脊椎腔注射、穴位注射、静脉注射）。必须同一途径用药时，应将中西药分开使用，谨慎考虑两种注射剂的使用间隔时间以及药物相互作用，严禁混合配伍。

🩺 4.服用方法

中成药组方与剂型相对固定，临证时不便根据病情加减变化，从应用的角度讲，受到一定限制。因此，历代医家在长期应用过程中，非常注重"引药"的使用。如《太平惠民和剂局方》所载的788种中成药，几乎都有引药与服用方法的记述。

引药，也称药引、引子药，是中成药在应用时的辅助物品，通常用来送服药物。恰当地使用引药，能够起到引药物直达病所、照顾兼症、扩大治疗范围、调和药性、降低不良反应等作用。

引药取材广泛，除了常用药以外，一些药食两用之品，尤其是日常生活中的食品多可作引药使用，如酒、盐、糖、姜、葱、米汁、蜂蜜、荷叶等。这些物品方便易得，简便实用，选用恰当，可收画龙点睛之效。

使用引药，既要按照中医理论把握一般原则，又应根据病性、病情灵活变化。通常情况下，服用外感类中成药，多以薄荷、生姜、葱白等为引，以助解表散邪；服用除痹、祛瘀类中成药，多以酒为引，取其通达之性以行药势；服用理血止痛类中成药，多以醋为引以助药效；服用补益类中成药，可根据不同脏腑特点选择引药，如补益脾胃可选米汤，补肾可选淡盐水等。

以下，再简要介绍几味常用引药。

米汤：米汤味甘性平，能保护胃气、健脾补中。常用于送服补气、健脾、养胃、止渴及滋补类中成药，如香连丸、八珍丸、香砂养胃丸、人参养荣丸、十全大补丸等。米汤以小米为上，大米次之。

大枣汤：大枣味甘性平，能补中益气、养血安神、缓和药性。常用于送服补益中气、健脾、安神类中成药，如补中益气丸、归脾丸等。

生姜汤：生姜味辛性温，能散风寒、暖肠胃、止呕吐。常用于送服祛风寒、健脾和胃类中成药，如通宣理肺丸、藿香正气丸、附子理中丸等。

葱白汤：葱白味辛性热，能发汗解表、散寒通阳。常用于送服解表散寒、温经通阳类中成药，如感冒冲剂、九味羌活丸、荆防败毒散等。

白酒：白酒味甘辛性热，能通经活血、驱风散寒。常用于送服活血散寒、通经祛瘀类中成药，如活络丹、再造丸、七厘散、乌鸡白凤丸等。

黄酒：黄酒味甘性温，能通经络、散风寒、行药势。常用于送服活血通经、化瘀散寒类中成药，如活络丹、追风丸、木瓜丸、云南白药等。

红糖：红糖味甘性温，能补血、散寒、祛瘀。常用于送服养血、祛瘀、散寒类中成药，如血府逐瘀丸、香连丸、十全大补丸、益母草膏等。

蜂蜜：蜂蜜味甘性平，能补中缓急、润肺止咳、润肠通便。常用于送服养阴润燥类中成药，如蛤蚧定喘丸、百合固金丸、麻仁丸、润肠丸等。

盐汤：盐味咸性寒，能强筋骨、软坚结、引药入肾。常用于送服滋肾补虚类中成药，如六味地黄丸、七宝美髯丹、大补阴丸、金锁固精丸等。

食醋：食醋味酸性微温，能散瘀止痛、解毒杀虫。常用于送服祛瘀、止痛、杀虫类中成药，如逍遥丸、桂枝茯苓丸、乌梅丸等。

可用于引药的还有很多，从历代医著中可以发现，前人在应用引药方面，给我们留下了很宝贵经验，值得我们学习和借鉴。

此外，在服用中成药时，还应注意服用时间。如补阳药适合清晨服用，发散解表及升阳益气药宜午前服用，泻下药适宜于午后或入夜服用，安神药宜睡前服用。

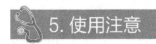 **5. 使用注意**

➕ 避免不良反应

合理使用中成药包括正确的辨证选药、选择剂型、给药途径、用法用量、使用疗程、禁忌证、合并用药等多个方面，其中任何环节有问题都可能引发药物不良事件。因此，保证用药安全是中成药应用前提。

药物的两重性是药物作用的基本规律之一，中成药也不例外，中成药既能起到防病治病的作用，也可引起不良反应。

中成药使用中出现不良反应的主要原因有：①方药证候不符，如辨证不当、适应证把握不准确；②中药自身所含的毒性成分引起的不良反应；③中药炮制或制备工艺不当引起的毒性反应；④特异性体质对某些药物的不耐受、过敏等；⑤超剂量或超疗程用药，特别是含有毒性中药材的中成药，如朱砂、雄黄、蟾酥、附子、川乌、草乌、北豆根等，过量服用即可引起中毒甚至死亡；⑥不适当的中药或中西药的联合应用。

中成药使用中出现的不良反应有多种类型，临床可见以消化系统症状（恶心、呕吐、口苦、腹痛腹泻等）、皮肤黏膜系统症状（皮疹、瘙痒或皮肤潮红等）、泌尿系统症状（尿少、尿频、蛋白尿等）、神经系统症状（头晕、头痛、烦躁或睡眠不安等）、心血管系统症状（心悸、胸闷、血压下降或升高、心率加快或减慢等）、呼吸系统症状（咳嗽、呼吸困难、胸闷或哮喘等）、血液系统症状（白细胞下降、粒细胞减少或出血等）、精神症状或过敏性休克等为主要表现的不良反应，可表现为其中一种或几种症状。

临床上预防中成药不良反应，要注意以下几个方面：①辨证用药，采用合理的剂量和疗程。尤其是对特殊人群，如婴幼儿、老年人、孕妇以及原有脏器损害功能不全的患者，更应注意用药方案；②加强用药观察及中药不良反应的监测，完善中药不良反应的报告制度；③注意药物过敏史。对有药物过敏史的患者应密切观察其服药后的反应，如有过敏反应，应及时处理，以防止发生严重后果；④注意药物间的相互作用，中、西药并用时尤其要注意避免因药物之间相互作用而可能引起的不良反应；⑤需长期服药的患者要加强安全性指标的监测；⑥使用中药注射剂还应做到：用药前应仔细询问过敏史，对过敏体质者应慎用；严格按照药品说明书规定的功能主治使用，辨证施药，禁止超功能主治用药；中药注射剂应按照药品说明书推荐的剂量、调配要求、给药速度和疗程使用药品，不超剂量、过快滴注和长期连续用药；中药注射剂应单独使用，严禁混合配伍，谨慎联合用药。对长期使用的中药，在每疗程间要有一定的时间间隔；加强用药监护。用药过程中应密切观察用药反应，发现异常，立即停药，必要时采取积极救治措施；尤其对老人、儿童、肝肾功能异常等特殊人群和初次使用中药注射剂的患者应慎重使用，加强监测。

孕妇使用中成药的注意事项

⊕ 妊娠期妇女必须用药时，应选择对胎儿无损害的中成药。

⊕ 妊娠期妇女使用中成药，尽量采取口服途径给药，应慎重使用中药注射剂；应尽量缩短妊娠期妇女用药疗程，及时减量或停药。

⊕ 可能会导致妊娠期妇女流产或对胎儿有致畸作用的中成药，为妊娠禁忌。此类药物多为含有毒性较强或药性猛烈的药物组份，如砒霜、雄黄、轻粉、斑蝥、蟾酥、麝香、马钱子、乌头、附子、土鳖虫、水蛭、虻虫、三棱、莪术、商陆、甘遂、大戟、芫花、牵牛子、巴豆等。

⊕ 可能会导致妊娠期妇女流产等副作用，属于妊娠慎用药物。这类药物多数含有通经祛瘀类的桃仁、红花、牛膝、蒲黄、五灵脂、穿山甲、王不留行、凌霄花、虎杖、卷柏、三七等，行气破滞类的枳实、大黄、芒硝、番泻叶、郁李仁等，辛热燥烈类的干姜、肉桂等，滑利通窍类的冬葵子、瞿麦、木通、漏芦等。

儿童使用中成药的注意事项

⊕ 儿童使用中成药应注意生理特殊性，根据不同年龄阶段儿童生理特点，选择恰当的药物和用药方法，儿童中成药用药剂量，必须兼顾有效性和安全性。

⊕ 宜优先选用儿童专用中成药，儿童专用中成药一般情况下说明书都列有与儿童年龄或体重相应的用药剂量，应根据推荐剂量选择相应药量。

⊕ 非儿童专用中成药应结合具体病情，在保证有效性和安全性的前提下，根据儿童年龄与体重选择相应药量。一般情况 3 岁以内服 1/4 成人量，3 ~ 5 岁的可服 1/3 成人量，5 ~ 10 岁的可服 1/2 成人量，10 岁以上与成人量相差不大即可。

⊕ 含有较大毒副作用成分的中成药，或者含有对小儿有特殊毒副作用成分的中成药，应充分衡量其风险和（或）收益，除没有其他治疗药物或方法而必须使用外，其他情况下不应使用。

⊕ 儿童患者使用中成药的种类不宜多，应尽量采取口服或外用途径给药，慎重使用中药注射剂。

⊕ 根据治疗效果，应尽量缩短儿童用药疗程，及时减量或停药。

老人使用中成药的注意事项

⊕ 正确掌握用法用量，确保安全用药，对于一些含有毒性或药性猛烈的药物，勿剂量过大，药力过猛。

⊕ 由于老年患者发生的不良反应高于普通成年人，而且其不良反应的表现又往往不典型，容易延误治疗，所以应高度重视中成药的不良反应。

⊕ 由于老年患者疾病较为复杂，中成药与西药联合应用要适当，应密切注意各种药物间的相互影响，选用药品的种类宜少不宜多。

中成药的管理

中成药的生产与应用涉及原材料、加工、流通、储存等多个环节，了解管理方面的相关知识，对于保障用药安全、提高临床疗效、避免浪费等都有一定意义。

1. 生产许可

中成药的生产必须经过国家相关部门的批准，应获得"国药准字"批文。

"国药准字"是药品生产单位在生产新药前，经国家食品药品监督管理总局严格审批后，取得的药品生产批准文号，相当于人的身份证。其格式为：国药准字+1位字母+8位数字，其中化学药品使用的字母为"H"，中药使用的字母为"Z"等。只有获得此批准文号，药品才可以生产和销售。

⊕ "国药"的来历

由于历史原因，以前省级药品主管部门有权对药品进行审批，一些药品使用的是地方批准文号，如"京卫药准字"、"沪卫药准字"等。这些药品都是根据各省、直辖市的地方药品标准审批的，不利于国家对药品的统一管理。

为了保证临床用药安全，1999年以后，国家将过去的地方药品标准提升为国家药品标准，对"X(省)卫药准字"的药品进行清理整顿，凡符合国家标准的药品核发"国药准字"的批准文号，对不符合国家标准的药品予以淘汰，同时将新药审批的权限划归为国家食品药品监督管理局。

⊕ 相关法规

在现行《药品管理法》中规定，生产药品"需要经过国务院药品监督管理部门批准，并发给药品批准文号"。所以，现在如果我们在市场上发现"X卫药准字"等非"国药准字"批准文号的药品，因为已经过了国家药监局规定的有效期，均可视为假药。百姓们在买药时，一定要仔细看好批准文号。无批准文号，或批准文号有问题的药品，不要购买，以免买到假药。

⊕ 批文格式

药品批准文号格式为"国药准(试)字+字母+8位数字"。其中"药"代表是药品，这是最基本性质(与保健食品和医疗器械的区别)，"准"字代表国家批准生产的药品，

"试"代表国家批准试生产的药品。

字母包括 H、Z、S、B、T、F、J，分别代表药品不同类别：

H 代表化学药品

Z 代表中成药

S 代表生物制品

B 代表保健药品

T 代表体外化学诊断试剂

F 代表药用辅料

J 代表进口分包装药品

药店里常见的传统中成药，无论提取工艺如何，也无论有无毒副作用，都属"国药准字 Z"或"国药准字 B"，为具有治疗及保健作用的药品。无论是中药还是西药，如果临床证明没有毒副作用，皆可申请"国药准字 B"的批号，由于西药一般具有明显的毒副作用，所以目前的"国药准字 B"以中药为多。

8 位数字的第 1、2 位代表原批准文号的来源，其中 10 代表原卫生部批准的药品；19、20 代表国家药品监管部门批准的药品；11 北京市，12 天津市，13 河北省，14 山西省，15 内蒙古自治区，21 辽宁省，22 吉林省，23 黑龙江省，31 上海市，32 江苏省，33 浙江省，34 安徽省，35 福建省，36 江西省，37 山东省，41 河南省，42 湖北省，43 湖南省，44 广东省，45 广西壮族自治区，46 海南省，50 重庆市，51 四川省，52 贵州省，53 云南省，54 西藏自治区，61 陕西省，62 甘肃省，63 青海省，64 宁夏回族自治区，65 新疆维吾尔族自治区。

第 3、4 位代表换发批准文号之年的公元年号的后两位数字，但来源于卫生部和国家药品监管部门的批准文号仍使用原文号年号的后两位数字。第 5、6、7、8 位为批准文号的顺序号。

2. 含毒性中药材的中成药临床应用管理

毒性中药材是指按已经公布的相关法规和法定药材标准中标注为"大毒（剧毒）"、"有毒"的药材。其中属于大毒的，是国务院《医疗用毒性药品管理办法》（1988 年）颁布的 28 种毒性药材，包括砒石（红砒、白砒）、砒霜、水银、生马钱子、生川乌、生草乌、生白附子、生附子、生半夏、生南星、生巴豆、斑蝥、青娘虫、红娘虫、生甘遂、生狼毒、生藤黄、生千金子、生天仙子、闹羊花、雪上一枝蒿、红升丹、白降丹、蟾酥、洋金花、红粉、轻粉、雄黄。

含毒性中药材的中成药品种较多，分布于各科用药中，其中不乏临床常用品种。毒性中药材及其制剂具有较独特的疗效，但若使用不当，就会有致患者中毒的危险。且其中的毒性中药材的毒性范围广，涉及多个系统、器官，大部分毒性药材可一药引起多系统损伤，应引起重视。

另外，一些历代本草学著作中没有毒性记载的饮片及其制剂，近年来有研究报道其具有严重不良反应，比如，马兜铃、关木通、广防己、青木香、天仙藤等含马兜铃酸，处方中含有这些中药材的中成药，若长期服用，可能造成马兜铃酸的蓄积，导致肾间质纤维化，引起肾功能衰竭等不良反应。

因此，临床使用含毒性中药材的中成药时应注意：

✚ 辨证使用是防止中毒的关键

不同的病证选用不同的药物治疗，有的放矢，方能达到预期效果。另外，还应注意因人、因时、因地制宜，辨证施治，尤其对小儿、老人、孕妇、哺乳期妇女、体弱者，更应注意正确辨证使用中成药。

✚ 注意用量

含毒性中药材的中成药安全范围小，容易引起中毒，因而要严格控制剂量。既要注意每次用药剂量，还要注意用药时间，防止药物在体内蓄积中毒，同时还要注意个体差异，如孕妇、老人、儿童、体弱者要考虑机体特点。使用此类药，通常从小量开始，逐渐加量，而需长期用药的，必须注意有无蓄积性，可逐渐减量，或采取间歇给药，中病即止，防止蓄积中毒。

✚ 严格制度

建立健全保管、验收、调配、核对等制度，坚持从正规渠道购进药品。

3. 中成药不良反应的监测

在合理使用中成药的同时，应加强其不良反应的监测工作，逐步建立起完善的中成药不良反应监测体系，减少漏报率。一旦出现不良反应立即停药，并采取相应纠正措施。

特别加强中药注射剂、含毒性中药材中成药的不良反应监测，临床用药前应详细询问过敏史，重视个体差异，辨证施治。制定科学用药方案，避免中西药联合应用的不良反应，掌握含毒性药材中成药的用药规律。

建立中药严重不良反应快速反应、紧急处理预案，并建立严重病例报告追踪调查制度。对中药严重不良反应关联性进行分析评价时，必要时应追踪原始病案、药品生产厂家、批号及原料药的产地、采集、加工、炮制与制剂的工艺方法等。

对上市 5 年以内的药品和列为国家重点监测的药品，要报告该药品引起的所有可疑不良反应；对上市 5 年以上的药品主要报告该药品引起严重、罕见或新的不良反应。各省、自治区、直辖市药品监督管理部门和卫生行政部门是本地区实行药品不良反应报告制度的监管部门。国家对药品不良反应实行逐级、定期报告制度。严重或罕见的药品不良反应须随时报告，必要时可以越级报告。医疗预防保健机构发现严重、罕见或新的不良反应病例和在外单位使用药物发生不良反应后来本单位就诊的病例，应先经医护人员诊治和处理，并在 15 个工作日内向所在省、自治区、直辖市药品不良反应监测部门报告。

4. 处方药与非处方药

1999 年国家食品药品监督管理局颁布实施了《处方药与非处方药分类管理办法》（试行），共十五条。该办法规定根据药品品种、规格、适应证、剂量及给药途径不同，对药品按处方药与非处方药分别进行管理。

所谓处方药，必须凭执业医师或执业助理医师处方才可调配、购买和使用。非处方药，不需要凭执业医师或执业助理医师处方即可自行判断、购买和使用。非处方药根据药品安全性的不同，分为甲类非处方药和乙类非处方药。甲类非处方药必须在药店由执业药师或药师指导下购买和使用；乙类非处方药除可在药店出售外，还可经过当地地市级以上药品监督部门批准，在普通商业企业销售。

了解处方药与非处方药的相关规定和知识，有利于根据具体情况方便、合理地选择中成药。需要注意的是，无论是选用处方药还是非处方药，都应仔细辨认产品商标、标签、说明书等，尤其是自行购买中成药，应仔细阅读说明书，查验生产日期和失效期，慎重选用和服用中成药。

各论

感染性疾病
安全用药

概　述

感染性疾病，中医学古称"瘟疫"。在漫长的历史长河中，众多感染性疾病的爆发与流行，曾夺去全球数以十亿人的生命。在经历过"瘟疫"造成的无数劫难后，在与感染性疾病进行长期艰苦的斗争中，人们发现了微生物，发展了免疫学，逐渐形成了感染性疾病相关的理论与学科，赋予了感染性疾病更为科学的内涵。

感染性疾病简称"感染病"，是指由病毒、衣原体、支原体、立克次体、螺旋体、细菌、真菌、寄生虫等病原微生物感染人体所引起的局部或全身性疾病。包括传染病和非传染的感染性疾病，我们较为熟悉的传染病有传染性非典型肺炎（严重急性呼吸综合症，SARS）、儿童手足口病、流行性感冒、肝炎，以及近年出现的中东呼吸综合征（MERS）等；咽炎、鼻炎等非传染的感染性疾病，虽然不会在人群中传染和流行，但病人却更加面广量大，其预后也常与感染直接或间接相关。细菌、病毒和真菌等病原体及其产物所引起的感染性疾病，迄今仍是人类致残和死亡的主要原因之一，威胁着人类的身体健康。由于环境污染，人口密集居住，城市居民普遍缺乏体能锻炼，过度肥胖、老龄化病人增多，并且随着侵入性诊断和治疗技术的大量运用、器官移植和放化疗肿瘤患者的增多，免疫功能低下相关性疾病的发病率上升，各种感染性疾病的发病率越来越高。研究估计中国每年有 250 万肺炎病例，其中 12.5 万（5%）死于肺炎相关疾病；丙型肝炎的发病数（率）呈逐年增长趋势，在 2003 年到 2014 年这 11 年间，其发病数（率）增长近 10 倍。由于感染性疾病发病率高、传播速度快、并发症严重，对人类健康及社会造成极大危害，其防治刻不容缓。

现代医学从动物、细胞以及分子水平认识人体的结构和功能特点，揭示疾病发生、发展的本质，针对病原体类型和局部病理、生理变化进行治疗，抗菌、抗病毒药物的开发应用，使得人类治疗感染性疾病取得了举世瞩目的成绩。但由于抗菌药物的不合理应用甚至滥用，也导致了众多不良后果。如病原体突变速度快，出现广泛、严重的耐药，新的病原菌出现，旧病原体的重新出现等,菌群失调、二重感染不断增加,导致新的感染病突发时，抗菌药物耐药性日益严重，常规药物难以直接干预等问题。和临床其他抗感染药物一样，抗病毒药物长期应用也易产生耐药性，降低疗效，或引起病情复发，成为临床治疗感染性疾病的重要问题。

几千年来，中医在防治疫病的实践中不断积累经验，探索新发感染性疾病的规律及其防治方法，留下大量传染病相关著作，形成了系统的温病学说，该理论在指导感染性疾病和部分急重症防治方面具有重要的科研价值和临床属性。近年来的研究和实践表明，温病学理论及其防治方法被广泛应用于病毒性肝炎、艾滋病、SARS、手足口病等重大传染病和突发急性传染病的防治。并且，内、外、妇、儿等临床科室常见的普通感染病，如呼吸道感染、胃肠道感染、泌尿道感染、胆道感染等，应用温病学理论指导治疗也取得了较好的效果。

通过辨证论治，中医药对某些感染性疾病的独特疗效引起了世界的广泛关注，凸显了其在感染性疾病防治中的独特优势。中医认为感染是因毒邪内侵、正气虚损所致，感染性疾病的演变过程是一个邪正交争的过程。没有病原体的存在，或仅有病原体，而没有病原体与人体的相互作用，都不能造成感染性疾病。中医从整体观出发，讲究辨证论治，强调对机体自身的抗病能力、以及邪正双方在体内的消长变化进行调整。因此不论新旧病原体，也无论感染的是何种病原体，或者某些病因不明的感染性疾病，中医都可以在辨证的基础上进行对症治疗，对感染性疾病实现早期干预，削弱病原体产生的毒素对人体脏腑器官的损害，减轻患者症状。如临床观察表明，当重症感染和机体代偿修复功能遭到损害或衰竭时，使用高敏感、大剂量抗菌药物都难以奏效时，提早加入益气养阴的中药，常可获得意想不到的效果。又如，在2003年传染性非典型肺炎（SARS）全球性爆发、西药无能为力的严峻形势下，具有显著抗菌、抗病毒作用的鱼腥草注射液、板蓝根颗粒等在内的八种中成药，在SARS的防治过程中也发挥了极其重要的作用。

感染者本身往往免疫功能降低，单纯的对抗治疗有可能进一步削弱机体免疫。除了在早期干预方面的优势外，中医药在感染性疾病的治疗过程中，采用的是对抗病原体与保护脏器组织、保护免疫机能相结合的方法，体现的是中医"扶正祛邪"的治疗理念，即不单纯对抗病原体，更重视细菌（病毒）—机体—药物三者之间的关系，不仅仅以清除体内病原体为目的，还能通过不同的免疫机制改善机体整体状态。在对抗病原体方面，中医通过多靶点、多途径、多环节发挥作用，如温病学中的清热法、凉血法、化湿法等，既有一定的直接杀灭细菌、病毒作用，又有对细菌病毒毒素的拮抗和排毒作用。在改善机体状态方面，中医扶正治疗法，在清热解毒、凉血养阴的同时，通过提高机体免疫力，调动机体内在因素驱除病邪，协同削弱病原体，解除病原体毒素，达到祛邪而不伤正的目的。

在感染性疾病的后期，对脏器病理组织损伤的修复也是治疗的关键。西医抗菌、抗病毒药物对组织器官的修复往往无能为力，而中医将外感病辨证与内伤辨证相结合，在清除余邪的同时，兼顾扶助正气，可促进损伤组织的修复。如临床上呼吸道感染，后期余邪未尽，咳嗽不已，如仅以抗菌或抗病毒治疗往往会使咳嗽时间延长。而采用中医养阴益气法恢复其脏腑机能，则咳自愈，体现了中医药具有对感染性疾病后期进行调理的优势。

在人的一生中会有多次患感染性疾病的经历，如上呼吸道感染、扁桃体炎、支气管炎、肺炎、胆囊炎、尿路感染、肝炎等。当病情不是特别严重时，若随意选择或长期使用抗菌、抗病毒药物，容易导致耐药问题的出现；也可能因为药物的选择不当，不仅不能得到有效治疗，甚至可能引发某些药源性疾病。许多传统中成药如牛黄解毒片、双黄连口服液等，来自于我国历代医家长期临床实践的总结，经过多年验证，疗效确切，通过直接杀菌、抑菌、抗病毒，或通过清热、利湿、活血祛瘀等作用，扶正祛邪，同时针对感染性疾病的不同证型选择性应用，往往也不易产生耐药，体现出对多种感染性疾病的较好治疗作用。

各论选择常见的 10 余种感染性疾病：呼吸系统感染—上呼吸道感染，如流行性感冒、鼻炎、咽炎等，肺部感染，如肺炎；消化系统感染—胃肠炎、胆囊炎、肝炎；循环系统感染—病毒性心肌炎；妇科感染—阴道炎、宫颈炎、盆腔炎；儿科感染—手足口病。对上述疾病的自我诊断、中西医在疾病认识上的不同、疾病的预防与调护等方面的知识进行了简单介绍，并以《国家基本医疗保险药品目录》（2012 年）和《中成药临床应用指导原则》（2010 年）等为依据，挑选出能预防、治疗上述感染性疾病的具有一定代表性的中成药，对这些中成药的合理选择与应用注意事项等进行了介绍，供广大患者及临床医师参考选用，以达到合理、安全使用中成药的目的。

流行性感冒

案例叙述

刘某明，3岁，某年3月11日上午6时，患儿无明显诱因咳嗽。8时30分，患儿父亲送孩子去医院就诊。

经检查，患儿有肺炎的迹象。最初患儿的体温为37.3℃，但此后体温一度升高至40.2℃。3月13日凌晨，该患儿被确诊为甲型流感。其所在幼儿园，受影响儿童20名，年龄在3至5岁。他们陆续出现发烧、咳嗽和喉咙痛等呼吸道感染症状。其中一名3岁女童需要入院治疗。

病情分析

该患儿有咳嗽、高热症状，且其所在幼儿园有儿童被传染，症状符合流行性感冒的特点。流行性感冒中医称为"时行感冒"，其时行病毒与岁时有关，每2～3年小流行，每10年左右大流行，起病急，全身症状显著，高热，体温可达39～40℃，全身酸痛，待热退之后，鼻塞流涕、咽痛、干咳等肺系症状始为明显，具有广泛的传染性、流行性。

流行性感冒的中西医概述

1. 什么是流行性感冒？

流行性感冒，又称为"流感"，是流感病毒引起的急性呼吸道传染病，常伴有急性高热、乏力、头痛、肌肉酸痛等临床特征。流感病毒可分为甲、乙、丙三型，其中，甲型流感最为常见、最易发生抗原变异，具有较强的传染性、传播迅速，极易爆发流行或大流行。如"猪流感"H1N1，"禽流感"H5N1、H7N9都属于甲型流感。

与普通的感冒一样，本病具有自限性，即疾病在发展到一定程度后可以自动停止，不需特殊治疗，或者仅对症治疗即可逐渐恢复痊愈。但对于婴幼儿、老年人或免疫力较差的人群，可能并发肺炎等严重并发症，甚至导致死亡。

中医学上并没有病毒的概念，对于流感或感冒，一律统称为"外邪入侵"。因为病毒发源地不论是鼻黏膜或呼吸道，都属脏腑以外，因此称为"外邪"。其实，流感的发病不仅是由于外邪侵袭，还和机体抗病能力低下有关。尤其是当气候失常、寒暖失调之时更易发病。中医常称为"时行感冒"，纳入"温病"范畴，属"瘟疫"、"风温"。当今学者提出了"风热疫毒"和"风寒疫毒"致病两种观点。

2. 如何诊断流行性感冒？

主要结合流行病学史、临床表现和病原学检查进行诊断。

如当地有流感流行或肯定与确诊流感患者密切接触者，对无流行病学史的散发病例，须有血清学和病毒学检查结果方能确诊。

血常规：白细胞总数正常或减低，淋巴细胞相对增高。合并细菌感染时，白细胞总数和中性粒细胞比例增高。

血清学检查：双份血清甲型 H1N1 流感病毒的特异性抗体水平呈 4 倍或 4 倍以上升高。

病原学检查：流感病毒核酸检测阳性，分离得到流感病毒。

3. 流行性感冒有哪些临床表现及并发症？

典型的临床症状是急起高热、体温达 39 ~ 40℃，畏寒、全身疼痛、显著乏力和轻度的呼吸道症状，包括轻度咳嗽、鼻塞、流涕、咽痛等，部分还可能出现食欲不振、腹泻等胃肠道反应，少数病人无发热。潜伏期 1 ~ 3 天，病程 3 ~ 7 天。

最常见的并发症是细菌性上呼吸道感染、气管或支气管炎，细菌性肺炎和脑病—肝脂肪变综合征（又名 Reye's 综合征，是甲型和乙型流感的肝脏、神经系统并发症，限于 2 ~ 16 岁儿童）。

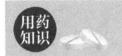

1. 中医如何治疗流行性感冒？

中医重视人体与自然环境、社会环境的和谐统一，在养生防病治病中关注内外联系的有机整体与自然、社会环境相适应。对于流感治疗，也是防、治两个方面相结合，一是平日扶正，增强抗病能力以适应自然环境的变化；二是发病时祛邪，以改善症状、防止传变、促进早日恢复健康；并历来强调"治未病"，重视未病先防。

根据卫生部《流行性感冒诊断与治疗指南（2011 年版）》介绍流行性感冒的辨证施治要点有以下几点：

⊕ 属于轻症者

⊕ **风热犯卫**：发热或未发热，咽红不适，轻咳少痰，微汗。舌质红，苔薄或薄腻，脉浮数。治宜疏风清热。若卫分热盛，发热或壮热，微恶风寒，无汗或少汗，头晕，头痛，全身酸痛无力；或伴有咳嗽，咽喉肿痛；舌质淡红，或红或红绛，苔薄黄或黄厚，脉浮数，或滑或滑数。治宜疏风解毒、凉血泻火。

⊕ **风寒束表**：恶寒怕冷，发热或未发热，身痛头痛，鼻流清涕，无汗。舌质淡红，苔薄而润。治宜辛温解表。

⊕ **热毒袭肺**：高热、咳嗽、痰黏咯痰不爽、口渴喜饮、咽痛、目赤。舌质红苔黄或腻，脉滑数。治宜清肺解毒。

⊕ 属于危重症者

⊕ **热毒壅肺**：高热，咳嗽咯痰，气短喘促；或心悸，躁扰不安，口唇紫暗，舌暗红，苔黄腻或灰腻，脉滑数。治宜清热泻肺，解毒散瘀。

⊕ **正虚邪陷**：呼吸急促或微弱，或辅助通气，神志淡漠甚至昏蒙，面色苍白或潮红，冷汗自出或皮肤干燥，四肢不温或逆冷，口燥咽干，舌暗淡，苔白，或舌红绛少津，脉微细数，或脉微弱。治宜扶正固脱。

2. 如何选择合适的中成药？

外邪是引发流感的外在因素，内火则是流感发作的内在原因。流感患者都有这样的体会，发病前常会出现嗓子疼、口腔溃疡、牙龈肿痛等"上火"的症状。

⊕ 用于疏风清热：可选用银翘解毒类制剂。

⊕ **银翘解毒丸（颗粒、片）**：主要成分为金银花、连翘、薄荷、荆芥、淡豆豉、牛蒡子、桔梗、淡竹叶、甘草。功效：辛凉解表，清热解毒。用于风热感冒，发热头痛，咳嗽口干，咽喉疼痛。流行性感冒和风热感冒初期表现为发热、头痛、出汗不畅，鼻塞、流脓涕，咽喉肿痛，咳嗽痰黏均可应用。

⊕ **金叶败毒颗粒**：主要成分为金银花，大青叶，蒲公英，鱼腥草。功效：清宣肺热，清热解毒。用于风温肺热病（热在肺卫证），症见发热，咽痛或乳蛾红肿，

流涕，咳嗽，咯痰，头痛，口渴等上呼吸道感染者。需注意，肝、肾功能异常者，在服药期间应予以复查

⊕ **维 C 银翘片（中西药复方制剂）**：主要成分除银翘解毒丸中的中药外还含有马来酸氯苯那敏、对乙酰氨基酚、维生素 C。功效：疏风解表，清热解毒。用于外感风热所致的流行性感冒。除有与"银翘解毒丸"类似功效外，还有解热镇痛的对乙酰氨基酚，抗过敏的马来酸氯苯那敏等西药，中西药合用，发挥疏风解表，清热解毒的作用。应用于发热重、微恶风寒、鼻塞流黄浊涕、身热无汗、头痛、咳嗽、口干、咽喉疼痛、口渴欲饮等流行性感冒症状明显的情况。

注意事项： 具有疏风清热功效的药物不适用于风寒感冒（表现为恶寒明显，无汗，头痛身酸，鼻塞流清涕）。服药期间忌烟、酒及辛辣、生冷、油腻食物。不宜同时服用滋补性中成药。孕妇慎用。

另外，维 C 银翘片含马来酸氯苯那敏、对乙酰氨基酚、维生素 C。服药期间可见困倦、嗜睡、口渴、虚弱感；偶见皮疹、荨麻疹、药热及粒细胞减少等过敏反应甚至过敏性休克。服药后不得驾驶机、车、船、从事高空作业、机械作业及操作精密仪器。长期大量使用氯苯那敏、对乙酰氨基酚会导致肝肾功能损害，本身有肝脏、肾脏疾病的患者应在医生指导下用药。尤其是不要与其他感冒类化学药物合用，避免药物重复使用导致的肝肾功能损害。

📷 **用于辛温解表：选用九味羌活丸（颗粒）、感冒清热颗粒。**

⊕ **九味羌活丸（颗粒）** 主要成分：羌活、防风、苍术、细辛、川芎、白芷、黄芩、甘草、地黄。功效：疏风解表，散寒除湿。用于外感风寒挟湿所致的感冒，症见恶寒、发热、无汗、头重而痛、肢体酸痛。方中防风、细辛和黄芩等有解热、镇静、镇痛作用；黄芩、细辛和白芷等可抗菌抗病毒。对于风寒感冒，恶寒发热无汗，头痛且重，肢体关节酸痛肿胀、伸屈不利等均可应用。

⊕ **感冒清热颗粒** 主要成分：荆芥穗、防风、紫苏叶、白芷、柴胡、薄荷、葛根、芦根、苦地丁、桔梗、苦杏仁。功效：疏风散寒，解表清热。用于风寒感冒，头痛发热，恶寒身痛，流清涕，咽干咳嗽。

📷 **用于清肺解毒：选用连花清瘟胶囊。**

⊕ **连花清瘟胶囊** 主要成分：连翘、金银花、炙麻黄、炒苦杏仁、石膏、板蓝根、绵马贯众、鱼腥草、广藿香、大黄、红景天、薄荷脑、甘草。功效：清瘟解毒，宣肺泄热。用于治疗流行性感冒属热毒袭肺证，症见：发热或高热，恶寒，肌肉酸痛，

鼻塞流涕，咳嗽，头痛，咽干咽痛，舌偏红，苔黄或黄腻等。此方含银翘散与麻杏石甘汤，连翘、薄荷、麻黄外疏卫表；佐贯众、板蓝根助银化、连翘清热解毒；石膏为清气分热之重剂，与麻黄配伍既可遏制其温散之性，又能协同加强宣肺泄热之效。麻黄与大黄同用，表里双解，用大黄泻下，不唯通腑，实重在驱逐毒秽，通腑泄肺逐疲，肺与大肠相表里，腑气下通，肺热自降。红景天调节免疫，扶正祛邪，既能调动机体抗病康复能力，又防大黄攻下之弊。全方有较好的抗流感病毒的作用，同时可抗菌、退热、镇痛、抗炎、止咳、化痰和调节免疫功能。

3. 流行性感冒中成药选用的要点有哪些？

根据症状表现区分"风热"和"风寒"，大体来说，流浊涕、发热、无汗或汗出为风热；流清涕、无汗、怕冷为风寒。同时，应结合发病季节，辨别有无夹湿、夹燥等情况，并结合患者平时身体状况，了解是否存在阴虚、阳虚、气虚、血虚的情况。

患感冒后自行服药 3 天后，若症状无改善，甚至发热咳嗽加重，或有其他胸闷、心悸等情况时应及时到医院就诊。

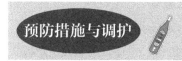

1. 如何预防流行性感冒？

流感主要通过空气飞沫传播。流感病毒存在于患者或隐性感染者的呼吸道分泌物中，通过说话、咳嗽和打喷嚏等方式喷出飞沫，散布在空气中，被易感人群吸入到呼吸道里，则侵其其上皮细胞中，使其坏死、脱落，引起发病。另外流感还可以通过被病毒污染的物品等传播。针对其传播特点，常见的预防方式如下：

🔧 常规预防

➕ 保持良好的个人及环境卫生，勤洗手，使用肥皂或洗手液，并用流动水洗手，不用污浊的毛巾擦手。双手接触呼吸道分泌物后（如打喷嚏后）应立即洗手。打喷嚏或咳嗽时应用手帕或纸巾掩住口鼻，避免飞沫污染他人；流感患者在家或外出时佩戴口罩，以免传染他人。

➕ 每天开窗通风数次（冬天要避免穿堂风），保持室内空气新鲜；在流感高发期，尽量不到人多拥挤、空气污浊的场所；不得已必须去时，最好戴口罩。

➕ 注意均衡饮食、定时运动、有足够的休息、舒减压力和避免吸烟，以增强身体的抵抗力。

如有呼吸道感染的病症，应戴上口罩；保持空气流通；及避免前往人烟稠密而空气流通欠佳的地方。

🏥 疫苗预防

流感疫苗可以减少流感的发病率。但由于流感病毒不断发生变异而影响疫苗效果。当流感病毒仅在同一亚型内发生小的变异（抗原性漂移）时，旧毒株疫苗还有一定交叉免疫作用，如出现亚型的大变异（抗原性转变）时，旧毒株疫苗无保护力。老人、幼儿、医疗卫生、敬老院、疗养院等保健工作人员及免疫力低下者可考虑疫苗接种预防。

🏥 中药预防

中医药在临床实践中有丰富的防治流行性感冒的经验，如玉屏风颗粒、板蓝根颗粒等的应用都已被证明是积极有效的预防手段。

玉屏风颗粒是"扶正固表"的经典中成药，其主要功能是益气固表，补充肺卫之气，从而增强免疫力，改善体质，抵抗各类病毒入侵，给人体提供一个抵御流感的屏障。主要成分：黄芪、白术（炒）、防风。主治：益气、固表、止汗。用于表虚不固，自汗恶风，面色白，或体虚易感风邪者。既能益气固表，又能祛风散邪，即可用于脾肺气虚、气不固表所致的免疫力降低、气虚自汗、反复感冒，也可用于体虚感冒，周身困倦，气短出汗，鼻塞，咳嗽等。

2. 流感患者如何进行饮食调护？

➕ 饮食宜清淡少油腻，既满足营养的需要，又能增进食欲。

➕ 忌甜腻食物及辛热食物。辣椒、芥末、白酒等辛热食物助火生痰，使痰变黏稠，不易咳出，使头痛、鼻塞加重。忌刺激性强的调味品，如咖喱粉、胡椒粉、鲜辣粉以及白酒等都具有强烈的刺激性，对呼吸道黏膜不利，使之干燥、痉挛，引起鼻塞、呛咳等症，加重病人的症状。

➕ 保证水分的供给，可多喝酸性果汁如山楂汁、猕猴桃汁、鲜橙汁等以促进胃液分泌，增进食欲。

✚ 多食含维生素 C、E 及红色的食物,如西红柿、苹果、葡萄、枣、草莓、甜菜、桔子、西瓜及牛奶、鸡蛋等。

✚ 饮食宜少量多餐。如退烧后食欲较好,可改为半流质饮食,如面片汤、清鸡汤龙须面、小馄饨、菜泥粥、肉松粥、肝泥粥、蛋花粥等。

✚ 风寒感冒者忌食生冷瓜果及冷饮。

小贴士

1. 流行性感冒和普通感冒的区别?

许多人对"感冒"的概念并不清楚,存在许多误解。实际上感冒、流感(流行性感冒的简称)、上感(上呼吸道感染的简称)的概念是不同的,预防和治疗的方法也不完全一样。感冒和流感虽然都是由病毒感染呼吸道引起的,但它们是两种不同的疾病。两者的主要区别见表1。

表 1 流感和普通感冒的主要区别与特点

	流感	普通感冒
致病原	流感病毒	鼻病毒、冠状病毒等
流感病原学检测	阳性	阴性
传染性	强	弱
发病的季节性	有明显季节性(我国北方为11月至次年3月多发)	季节性不明显
发热程度	多高热(39～40℃),可伴寒颤	不发热或轻、中度热,无寒颤
发热持续时间	3～5天	1～2天
全身症状	重、头痛、全身肌肉酸痛、乏力	轻或无
病程	5～10天	5～7天
并发症	可合并中耳炎、肺炎、心肌炎、脑膜炎或脑炎	少见

流行性感冒,最主要特点是流行,可引起区域性、全国性,甚至世界性的大流行,因此流行是临床医师诊断流感的主要根据。由于流感病毒尤其是甲型病毒极易变异,因此每一年发生的流感病毒株,或病毒血清型往往是不同的,一般3年一个流行高峰,发病人数多,全身症状严重,影响健康和劳动能力。

普通感冒,简称感冒,俗称"伤风",是急性上呼吸道病毒感染中最常见的病种,虽多发于初冬,但任何季节,如春天、夏天也可发生,不同季节的感冒的致病病毒并非完全一样。其主要病原有鼻病毒,其次为副流感病毒、腺病毒、埃及病毒、柯萨奇病毒以及呼吸道合胞病毒,常易合并细菌感染。普通感冒起病较急,早期症状有咽部干痒或灼热感、喷嚏、鼻塞、流涕,开始为清水样鼻涕,2～3天后变稠;可伴有咽痛;一般无发热及全身症状,或仅有低热、头痛。普通感冒大多为散发性,不引起流行,但冠状病毒感染可引起某些流行。感冒多呈自限性,一般经5～7天痊愈。

暑湿性感冒也是普通感冒的一种,该病多发于夏秋两季,表现为由外感风寒,内挟暑湿所致恶寒发热,头痛昏重,胸膈痞闷,脘腹胀痛,呕吐泄泻等症。可选用解表化湿,理气和中的药物如藿香正气丸(颗粒、胶囊、口服液)进行治疗。

2. 患流行性感冒怎么办?

1)休息,多饮水,密切观察病情变化;对高热病例可给予退热治疗。

2)发热体温超过38.5℃的患者,应去医院就诊。

3)服药3天症状无缓解,应去医院就诊。

4)老年人、年幼儿童、孕产妇或有慢性基础疾病患者较易成为重症病例,宜住院诊治。如实施居家隔离治疗,应密切监测病情,一旦出现病情恶化须及时安排住院诊治。

3. 与西药合用时有哪些注意事项?

治疗流行性感冒的中成药中不乏含有解热镇痛药和抗过敏药的中西医复方制剂,因此,服用此类药物时应仔细阅读说明书,尽量避免与其他解热镇痛药或抗过敏药合用,以免药物服用过量而增加肝肾毒性。

鼻炎

案例叙述

1. 小刘今年上初中，一直是老师和同学心中的好学生，她的妈妈从来不操心她的学习，可最近发现小刘在期中考试时的成绩很不理想。妈妈与小刘沟通后，小刘反映说自己最近上课时总感觉头昏、精神恍惚，注意力很难集中，小刘妈妈这才回想起近段时间以来，小刘老流鼻涕，一直以为是天气转凉感冒了，也就没在意，算算好像是有将近半个月了。于是赶紧带着小刘到医院耳鼻喉科就诊，通过病情询问与详细检查，医生诊断小刘患了鼻炎。

2. 小王今年 18 岁，在北方某所高校上大学。初中时因患鼻息肉，在某综合型医院进行过手术切除。术后一年，感冒时鼻塞、头痛情况严重，无法思考问题。最近他总感觉前额持续性闷痛，无法集中精力，长时间双侧鼻塞。最初小王以为是北方空气干燥导致的不适应，可这两天晨起时发现枕巾上落有血迹，这下小王才着急了，赶紧到医院挂号就诊，医生询问了病史，并进行了相关检查，诊断小王患了鼻窦炎。

3. 周先生在 2009 年的时候就得了过敏性鼻炎，当时不知道是鼻炎，一直当感冒来治疗，后来越来越严重了。医生给开了些药，吃了好长一段时间，也试了一些喷雾剂，喷的时候能舒服一些，不喷的时候鼻子就又塞上了。这两年鼻塞厉害，声音也变嘶哑了，闻不到气味儿，不停的流鼻涕，晚上有时候上个洗手间，再回到床上，就会一个接一个不停打喷嚏，非常难受。

病情分析

小刘同学流鼻涕的时间较长，并伴有头晕症状。专家提醒，青少年患鼻炎最直接的后果就是导致学习成绩下降。由于鼻炎造成的鼻塞会导致氧气吸入受阻，引起血氧饱和度下降，血氧供应不足则会引起全身各组织器官不同程度缺氧，出现记忆力减退、思维能力下降、视力下降等现象，进而影响学习，导致成绩下滑等。

小王除长时间双侧鼻塞外，伴有前额持续性闷痛，这是鼻窦炎的典型症状。鼻窦炎引发的头痛常伴有鼻塞、流涕、嗅觉障碍等，弯腰、低头、转动身体时头痛变化明显。若鼻黏膜毛细血管破裂，可能引起出血，因此小王晨起时枕巾上有血迹。

过敏性鼻炎的典型症状主要有三种，一是不停的打喷嚏，尤其是早上起床和晚上入睡的时候喷嚏最多；第二是不停的流清水样鼻涕；第三是鼻塞，呼吸不顺畅。周先生声音变嘶哑，可能是炎症下行至咽喉引起的不适症状。

鼻炎的中西医概述

鼻炎在西医学中指的是鼻腔黏膜和黏膜下组织的炎症。表现为充血或者水肿，患者经常会出现鼻塞，流清水涕，鼻痒，喉部不适，咳嗽等症状。

中医学称为"伤风鼻塞"，多见于西医学中的急性鼻炎，是指因感冒所致的鼻塞不通，流涕，喷嚏，涕流如水或黏液鼻涕，不闻香臭等为主要症状的疾病。西医认为其发病的主要原因是细菌及流感病毒感染引起，中医则认为多因风邪外犯所致。四季均可发病，但以冬春季为多见，多发于气候突变，忽寒忽暖时。任何年龄均可发病。此类疾病多发病急，病程短，随着伤风感冒的治愈而痊愈。如果不及时治疗，可转为"鼻窒"（类似于西医学中的慢性鼻炎）。鼻窒是指鼻塞，鼻黏膜增厚，经久不愈的一种慢性鼻病。多两侧鼻窍同时发病，少见单侧发病者。没有明显地域性，在人群中分布很广，无论男女老幼均可患病，但以青少年为多，是鼻科临床中发病率极高的一种常见病、多发病。

中医学称为"鼻渊"，有急鼻渊和慢鼻渊之分，分别类似于西医学的急、慢性鼻窦炎。是指以鼻流浊涕，如泉下渗，量多不止为主要特征的鼻部疾病，多伴有头痛、鼻塞、嗅觉减退等症状。西医认为多由病原微生物感染所致，中医认为其病因是由风邪犯肺入侵及胆火上犯所致。急鼻渊病程较短，治疗及时数日可愈；慢鼻渊相当于中医"脑漏"范畴，多有急鼻渊病史，病变可发于一侧鼻窦、一对鼻窦，或多个鼻窦同时发病。

中医学称为"鼻鼽"，类似于西医的过敏性鼻炎（或称"变态反应性鼻炎"）。是以突然或反复发作的以鼻痒喷嚏，流清涕，鼻塞为主要表现的鼻病。本病不分男女老幼，一年四季均可发病，但有季节性与常年性发作的不同，常年性者，一年四季发作不断，清晨起床时更容易发生；季节性者，多在春秋两季发病。

此外，中医学中的"鼻干燥症"是以鼻腔干燥，少涕为主要表现的鼻病。多发于秋冬季节，类似于西医的干燥性鼻炎。"鼻槁"与西医萎缩性鼻炎类似，是以鼻内干燥，肌膜萎缩，鼻腔宽大为主要表现的慢性鼻病。无明显季节性，好发于青年女性。长期在高温、干燥、空气污浊、化工环境中工作的人较容易患此病。

1. 中医如何认识和辨证治疗鼻炎？

以急慢性鼻炎、鼻窦炎和过敏性鼻炎为例，对鼻炎的中医认识以及中医如何辨证治疗鼻炎进行阐述。

⊕ 急性鼻炎

中医认为外感风寒和外感风热是导致伤风鼻塞（急性鼻炎）的两大致病因素。风寒邪气袭于肌表，上犯鼻窍；或风寒之邪外束，肺失宣泄，寒从热化而出现风热之证；或外感风热之邪直犯肺经。其发病与体质、季节等有一定关系。如平时属阳虚体质者，易感受风寒之邪，属阳盛或阴虚体质者，易感受风热之邪。冬春季容易外感风寒，夏秋季容易外感风热。

治疗总以辛散为主，其中属于外感风寒者，当以辛温散寒、疏风解表、宣肺通窍等治法；属于外感风热者，当以疏风清热、辛凉解表、宣肺通窍等治法；若身体虚弱，宜补虚祛邪、益气解表、宣肺通窍。

⊕ 慢性鼻炎

20世纪80年代初期形成的热、虚、瘀学说可以解释鼻窒（慢性鼻炎）的致病因素。热是指肺与阳明经郁热，虚指肺脾气虚，瘀指邪滞血瘀。而且认为肺气虚弱、气滞血瘀主要导致慢性单纯性鼻炎，而脾虚与气滞血瘀则易导致慢性肥厚性鼻炎。在鼻窒致病过程中，病程短，及青少年体盛者，心肺郁热致病者居多，病程长，体质虚弱，或素体多病之人，则肺、脾气虚致病者较多。

现代有关鼻窒辨证施治的观点主要分虚实两类，细分为心肺郁热、肺虚寒滞、脾虚湿阻、气血瘀阻等四种证候，分别加以清心宣肺、散热通窍，温补肺气、散寒通窍，健脾益气、升阳化湿，和活血化瘀、行滞通窍等治法。

⊕ 鼻窦炎

根据急鼻渊（急性鼻窦炎）致病过程中肺经风热、胃热炽盛、肝胆湿热等不同临床病因病理，分别予以疏风清热、宣肺通窍，清胃泻火、解毒通窍，清泻肝胆、利湿排脓等治法。

根据慢鼻渊(慢性鼻窦炎)致病过程中痰浊阻肺、肺经蕴热、肺虚邪滞、脾虚湿滞、肾阳虚弱、气血瘀阻、肝肾阴虚等不同临床病因病理，分别予以化痰除浊、宣肺通窍，清宣肺热、除涕通窍，补益肺气、祛邪通窍，健脾益气、祛湿通窍，温补肾阳、散寒通窍，活血化瘀、通窍除渊，滋补肝肾、降火止渊等治法。

➕ 过敏性鼻炎

中医认为，鼻鼽（过敏性鼻炎）多为肺热，如冬天之蒸笼开盖，热气出，顷刻化为雾滴，人之肺气热，遇寒则气凝为清涕而出，冷热交汇，反应强烈，故喷嚏不止。但肺热为标，肾寒为本，上热下寒，交通不利，故治病应清肺热、降肺气，温肾水、升木火。

根据鼻鼽致病过程中肺寒饮犯、肺气虚弱、脾气虚弱、肾阳亏虚、郁热熏鼻等不同临床病因病理，分别予以温肺散寒、化饮止涕，补益肺气、实卫固表，健脾益气、生清止嚏，补肾温阳、止嚏收涕，清解郁热、祛风止鼽等治法。

此外，"发时治肺，平时治肾"原则的应用，是"急则治标，缓则治本"的原则在鼻鼽中的应用。一般认为，本病急性发作期，尤其是季节性发作期，其辨证属于标证，病机与肺寒关系密切，治当温肺为主；季节性发作期过后，其辨证属于本证，病机与肺、脾、肾阳气亏虚关系密切，治当温肾、健脾、补益肺气。

🩺 2. 西医中鼻炎的分类？

➕ 按发病的疾缓和病程长短可分为

- ➕ **急性鼻炎**；
- ➕ **慢性鼻炎**：包括慢性单纯性鼻炎和慢性肥厚性鼻炎；

➕ 按感染类型可将鼻炎分为

- ➕ **感染性鼻炎**：国际上通常称为鼻 - 鼻窦炎，又分为急性和慢性两类，由病毒、细菌或其他病原体感染所致；
- ➕ **鼻黏膜高反应性鼻炎**（变应性、特发性、非变应性鼻炎伴嗜酸细胞增多综合征）：变应性鼻炎又称过敏性鼻炎；
- ➕ **职业性鼻炎**（间歇性、持续性）；
- ➕ **药物性鼻炎**；
- ➕ **内分泌性鼻炎**；

⊕ **其他因素所致鼻炎**（刺激性食物、情感性、萎缩性、干燥性、干酪性）。

3. 如何诊断不同类型的鼻炎？

根据临床特征可以诊断常见的几种不同类型的鼻炎：

⊕ **急性鼻炎**：以鼻塞、喷嚏、流清水样或黏液性鼻涕为主要症状，伴有恶寒、发热、头痛，一般随感冒发生。

⊕ **慢性单纯性鼻炎**：鼻塞为间歇性、交替性或持续性，伴有不同程度的流涕、嗅觉减退、头闷痛，说话成闭塞型鼻音。小孩鼻前庭或上唇有皮炎湿疹。鼻涕呈黏性，偶为脓性。

⊕ **慢性肥厚性鼻炎**：鼻塞较重，张口呼吸，鼻涕稠厚，呈黏性或脓性，不定期的额部疼痛。

⊕ **鼻窦炎**：多继发于急性鼻炎。鼻窦炎有急、慢性之分。急性期症状为鼻堵，鼻分泌物增多，呈黏液或脓性，局部疼痛及头痛；慢性期症状主要是流脓涕及头痛。

⊕ **过敏性鼻炎**：发作时鼻内奇痒，打喷嚏（突然，剧烈），喷嚏少则几个，多则几十个，鼻涕呈水样，量多。部分患者在症状发作时伴有眼痒、结膜充血或其他过敏疾病（如皮肤发痒、哮喘病）的发作，在间歇期可有交替性鼻塞。鼻腔不通气，耳闷；眼眶下黑眼圈；经口呼吸，嗅觉下降或消失；头痛头昏，儿童会因为揉鼻子出现过敏性敬礼症。常见的合并症状有：失眠、鼻窦炎、中耳炎和鼻出血等。

⊕ **萎缩性鼻炎**：鼻及鼻咽部干燥，鼻塞，鼻分泌物成块状，用力擤出干痂时有少量鼻出血，嗅觉减退或消失，呼吸恶臭，头痛头昏。

⊕ **干酪性鼻炎**：病程缓慢。进行性鼻阻塞，脓涕奇臭，少量鼻出血，嗅觉减退，头昏头痛，食欲不振。如鼻腔检查可发现干酪样堆积物，鼻中隔穿孔，外鼻变形，早期X线拍片可见鼻窦均匀模糊，晚期可见鼻腔扩大和骨质破坏。

⊕ **干燥性鼻炎**：鼻黏膜杯状细胞减少或消失致鼻黏膜干燥，但鼻黏膜和鼻甲骨均无萎缩，鼻分泌物也无臭味。主要症状是鼻内干燥感，此因鼻咽黏液腺体萎缩，鼻分泌减少之故，鼻涕过于黏稠，黏于黏膜上，不易擤出，有时带血或血痂。鼻内有刺痒感或异物感，经常引起喷嚏，患者经常揉鼻，挖鼻，借以减轻症状。黏膜干燥，血管易脆裂，轻微损伤即常导致出血，尤其在黏膜糜烂、溃疡或鼻中隔穿孔时，经常有血涕。

4. 鼻窦炎的典型症状有哪些？

鼻窦炎的常见症状表现主要有：

✚ **鼻塞**：轻重不等，多因鼻黏膜充血肿胀和分泌物增多所致，鼻塞常可致暂时性嗅觉障碍。伴有鼻息肉时鼻腔可完全阻塞。

✚ **脓涕多**：鼻涕多为脓性或黏脓性，黄色或黄绿色，量多少不定，多流向咽喉部，单侧有臭味者，多见于牙源性上颌窦炎。

✚ **头痛**：患有鼻窦炎的病人，特别是急性鼻窦炎患者，头痛较显著。常伴有恶心、脾气暴躁、心情低落等症状，持续性或间歇性的头痛严重影响患者工作及生活质量。慢性化脓性鼻窦炎一般有明显局部疼痛或头痛。如有头痛，常表现为钝痛或头部沉重感，白天重，夜间轻。鼻窦炎引发的头痛，其部位和时间相对稳定、规律，早期表现为弥漫性头痛，后期疼痛常随发病鼻窦而局限于一定部位。

另外，鼻窦炎的典型表现还包括畏寒、发热、食欲不振、便秘、周身不适等。较小幼儿可出现呕吐、腹泻、咳嗽等症状。脓鼻涕刺激咽喉还可以引起咽喉不适、咽喉炎等。

 5. 如何简单区分急、慢性鼻窦炎？

✚ **急性鼻窦炎**：多发生在感冒后，以鼻塞、多脓涕、头痛为主要特征；

✚ **慢性鼻窦炎**：以多脓涕为主要表现，可伴有轻重不一的鼻塞、头痛、嗅觉障碍及慢性咽炎症状。

 6. 为什么鼻炎需要及时治疗？

急性鼻炎若治疗得当，短期内可以治愈，若未及时治疗，通常会演变成慢性鼻炎，治疗起来就没那么容易了。除此外，还可能引发各种各样的并发症，如由于鼻腔炎性刺激容易引起急性腺样体炎，长期炎性刺激又会导致腺样体肥大；鼻腔借鼻窦开口和咽鼓管分别与鼻窦及中耳道相通，由于炎症蔓延和擤鼻不当会导致化脓性鼻窦炎和中耳炎症；或鼻腔炎性鼻涕倒流至咽部，会引起咽炎和支气管炎。

以鼻窦炎为例，其发病率比较高，尤其是青年人的比例较大，给生活、工作带来诸多不便和影响。若未能得到及时治疗或滥用药物，影响嗅觉黏膜时，就会出现嗅觉障碍，同时引起头疼，头晕脑胀，失眠健忘，心烦意乱，易发脾气，导致学生的学习成绩逐步下降、困倦淡漠，注意力不集中等。急性鼻窦炎向外扩散，还可以引起中耳炎、鼻窦炎性支气管炎、上颌骨髓炎、咽喉炎，扁桃体炎等，甚至有时候会引起少见的眶内感染，如眼眶蜂窝组织炎、视神经炎、中心性视网膜炎等重症并发症。

急性鼻窦炎未经正规治疗经常会转变成慢性鼻窦炎。慢性鼻窦炎患者经常流脓涕、头痛、记忆力减退，脓液向周围扩散，可导致邻近器官、周围组织的感染，甚至可引起失明、脑膜炎、脑脓肿、骨髓炎、骨膜炎等多种危重急症。如果病情严重的话，还会引起危害人们生命安全的并发症。

7. 过敏性鼻炎的危害？

过敏性鼻炎是发病率高、病程长、易反复发作的慢性疾病。过敏性鼻炎患者一到春天，或者是由于吃了生冷的食物，鼻子便不正常工作了。要么鼻塞、流涕、打喷嚏，要么鼻子痒得难受，想抓却又抓不着，真是很痛苦。严重的过敏性鼻炎有70%会影响睡眠，94%会影响到生活和工作，其对生活质量的影响甚至超过了高血压、糖尿病等重大疾病，且过敏性鼻炎有可能合并中耳炎、鼻窦炎、鼻息肉、哮喘等多种疾病，对健康的危害更大。过敏性鼻炎与哮喘关系密切，80%～95%哮喘患者伴有过敏性鼻炎，70.3%患过敏性鼻炎的儿童可以发展成为哮喘。患有过敏性鼻炎的孩子，因头昏头痛、学习吃力，或者上课打瞌睡、注意力不集中等，也会影响学习。

用药知识

1. 治疗鼻炎的中成药有哪些？

目前市面上销售的用以治疗鼻炎的口服中成药有很多，包括非处方药（OTC）：鼻炎片、通窍鼻炎片（颗粒、胶囊）、苍鹅鼻炎片、鼻炎康片、辛芳鼻炎胶囊、辛夷鼻炎丸、香菊片（胶囊）、鼻窦炎口服液、鼻炎糖浆等，处方药（Rx）：鼻渊舒口服液（胶囊）、辛芩颗粒、千柏鼻炎片、鼻炎灵片、防芷鼻炎片、胆香鼻炎片、苍耳子鼻炎胶囊（滴丸）、鼻舒适片、鼻通丸、藿胆丸、藿胆片、鼻咽清毒颗粒、鼻窦炎口服液等。可辅以外用中成药，如滴通鼻炎水（喷雾式）、复方鼻炎膏、复方熊胆通鼻喷雾剂、鼻炎滴剂、鼻通宁滴剂、益鼻喷雾剂等以改善鼻塞、流涕症状。

2. 患鼻炎后如何选择合适的中成药？

因鼻炎有多种不同的类型，患者如果自行选择中成药进行治疗，首先应根据自身症状判断属于哪种类型的鼻炎，是急性鼻炎，还是慢性鼻炎？是鼻窦炎，还是过敏性鼻炎？如果是急性鼻炎，属于外感风寒还是外感风热所致？自己无法判断时可去医院就诊。经明确诊断后，可根据中成药辛温散寒或疏风清热，健脾益气或温肾壮阳等不同特点，结合患者自身体质进行合理选择。

3. 服用鼻炎康片治疗鼻炎时应注意哪些方面？

鼻炎康片由野菊花、黄芩提取物、猪胆汁、麻黄、薄荷油、苍耳子等中药和马来酸氯苯那敏组成，味微甘而苦涩、有凉感。功效清热解毒，宣肺通窍，消肿止痛。用于治疗急慢性鼻炎，过敏性鼻炎。因本品含苍耳子，不宜过量、长期服用，又含马来酸氯苯那敏（扑尔敏），易引起嗜睡，用药期间不宜驾驶车辆、管理机械及高空作业等；孕妇、过敏性鼻炎属虚寒症者、脾胃气虚或气滞血瘀者慎用。在同时服用其他药物时，需要咨询医生有无药物配伍禁忌。常规而言，因本品含麻黄，不可与强心药、降压药联用；因含马来酸氯苯那敏，不可与中枢镇静药、催眠药、安定药或乙醇，以及抗抑郁药，或含抗胆碱药（如颠茄制剂、阿托品等）的药品同服。

4. 千柏鼻炎片可能出现的不良反应和使用注意事项？

千柏鼻炎片由千里光、卷柏、川芎、麻黄、白芷、决明子、羌活等中药组成，味苦。功效清热解毒，活血祛风，宣肺通窍。用于风热犯肺、内郁化火、凝滞气血所致的鼻塞、鼻痒气热，流涕黄稠，或持续鼻塞、嗅觉迟钝，急、慢性鼻炎，急慢性鼻窦炎。

千柏鼻炎片可引起肝脏损害，服用本药，偶有胸痛、口干等不良反应。除常规注意事项外，如服药期间，戒烟酒，忌辛辣、鱼腥食物；不宜同时服用温补性中成药；高血压、心脏病等慢性病者，应在医师指导下服用；因本品所含千里光有毒，不宜过量、久服，以免中毒。在服药的同时，建议及时清除鼻腔积流鼻涕，多做低头、侧头运动，以利窦内涕液排出。

5. 苍耳子鼻炎胶囊能否治疗慢性鼻炎?

苍耳子鼻炎胶囊为我国卫生部药品标准中药成方制剂第十四册收载品种。由苍耳子、石膏、白芷、冰片、辛夷、薄荷脑、黄芩等药组成。功效疏风,清肺热,通鼻窍,止头痛。用于风热型鼻疾,包括急、慢性鼻炎,鼻窦炎,过敏性鼻炎。宜饭后服用,胃肠虚寒者慎用。鉴于苍耳子有毒,临床不能过量用药。慢性鼻炎需长期用药者,要当心药物慢性蓄积中毒,其中毒症状为食欲减退、流涎、呕吐、腹泻、精神委靡、常倒卧、口渴,严重者可见黏膜黄染,如发生中毒现象要及时到医院就诊。

6. 如何选择治疗鼻炎的外用中成药制剂?

可供选择的外用中成药制剂有滴通鼻炎水、复方鼻炎膏、复方熊胆通鼻喷雾剂、鼻炎滴剂、益鼻喷雾剂等。

滴通鼻炎水和复方鼻炎膏可用于治疗急慢性鼻炎、过敏性鼻炎和鼻窦炎,相比其他鼻炎外用中成药制剂而言,其适应症较广泛。而复方熊胆通鼻喷雾剂疏风通窍,主要适用于急性鼻炎的鼻塞、流涕;鼻炎滴剂散风清热,用于风热蕴肺型急慢性鼻炎;益鼻喷雾剂辛温散寒,用以鼻塞不通,或因鼻塞所致的嗅觉障碍,头昏,头痛等症状的改善。可根据病人所患鼻炎类型、症状及药物的剂型如滴剂、喷雾剂或膏剂等进行综合选择。

7. 应用治疗鼻炎的外用中成药制剂时要注意哪些问题?

常规而言,在使用治疗鼻炎的外用制剂时,要注意切勿接触眼睛,鼻黏膜损伤者慎用。禁止内服,用药期间的饮食应清淡,忌烟酒、辛辣、油腻、鱼腥食物,且不宜同时服用温补性中药。儿童、孕妇、哺乳期妇女及年老体弱者应在医师指导下使用。应严格按照用法用量使用,用药3天症状无缓解,应去医院就诊。

在应用鼻炎外用中成药制剂的同时,还要注意有些制剂的不良反应,如有些鼻炎外用制剂如滴通鼻炎水含有麻黄,高血压、心脏病、青光眼患者慎用,有肝病、糖尿病、肾病等慢性病严重者应在医师指导下使用。复方鼻炎膏等含有盐酸麻黄碱、盐酸苯海拉明的鼻炎外用制剂,运动员慎用;膀胱颈梗阻、青光眼和前列腺肥大者慎用;服药期间不得驾驶机、车、船、从事高空作业、机械作业及操作精密仪器;高血压、动脉硬化、心绞痛、甲状腺功能亢进等患者和孕妇、哺乳期妇女以及鼻腔干燥、萎缩性鼻炎者禁用；服用后如有头晕、头痛、心动过速、多汗等症状应咨询医师或药师。此外，含苍耳子、细辛等中药的制剂，也不宜过量、长期使用。

 1. 如何预防鼻炎？

积极锻炼，增强抵抗力是预防鼻炎的有效方法。除此外，还要注意鼻部卫生，节制烟酒，起居饮食正常，衣着适宜，避免受凉受湿。疾病流行期间，避免与伤风病人接触，最好戴上口罩，以防止传染。对于过敏性体质者，为预防过敏性鼻炎，要保持室内空气新鲜，不要摆放毛皮类衣物和玩具，尽量不饲养毛皮类动物，避免接触花粉、灰尘。

 2. 患鼻炎后如何进行自我调护？

➕ 鼻塞严重，鼻涕较多时，不宜强行擤鼻子，以免鼻涕逆行进入耳咽管引发耳病；慢性鼻炎患者若夜间交替性鼻塞，取平卧头高位，或侧卧于鼻塞较轻一侧，可减轻鼻塞症状。

➕ 保持鼻腔清洁卫生，清除鼻中积涕，有利于鼻腔通畅。

➕ 保持室内温、湿度适宜，空气新鲜。

➕ 加强营养，注意饮食卫生，适当多饮白开水，多食新鲜蔬菜水果，少吃辛辣刺激食物，保持大小便通畅。虚寒性慢性鼻炎患者，应少食生冷。

➕ 小儿患者易引发下呼吸道感染，应注意保暖，加强观察，防止并发其他疾病。

➕ 过敏性鼻炎患者可进行如下日常护理：每日早上冷水洗脸，晚上用热水泡脚15～20分钟，早晚以双手食指上下来回按摩鼻梁两侧至局部有发热感。同时予以适当食疗，可于冬季食用当归、生姜炖羊肉等。

小贴士

1. 普通鼻炎和过敏性鼻炎的区别？

普通鼻炎，如急性鼻炎，多因细菌或病毒感染引起感冒所致。四季均可发病，以冬春季为多见。主要症状为鼻塞、不闻香臭、喷嚏、流清水样或黏液性鼻涕，伴有恶寒、发热、头痛。

过敏性鼻炎四季均可发病，有的一年四季发作不断，清晨起床时更容易发生；有的季节性发作，多在春秋两季发病。其主要症状为突然或反复发作的鼻内奇痒、喷嚏（突然，剧烈，少则几个，多则几十个），流清涕，量多，常见的合并症状有：失眠、鼻窦炎、中耳炎和鼻出血等。部分患者在症状发作时伴有眼痒、结膜充血或其他过敏疾病（如皮肤发痒、哮喘病）的发作，在间歇期可有交替性鼻塞。

2. 为何青少年易患鼻炎？

鼻炎青睐学生主要有三大原因，若加以科学防患，是可以得到有效控制的。

其一，学生长期处在封闭教室，冬天天气冷窗户常常关得比较严实，空气不流通，清洁度较差，加之粉尘等有害物长期刺激所引起；

其二，青少年学习紧张压力大，身体抵抗力比较差，容易受到病毒、细菌侵袭造成感冒，而感冒后遗症之一就是鼻炎；

其三，当孩子得急性鼻炎时，家长未引起足够重视，久拖导致发展为慢性单纯性鼻炎，再到肥厚性鼻炎，最终形成鼻窦炎，以致于反复发作，久治不愈。

3. 如何对鼻窦炎进行有效治疗？

鼻窦炎患者由于窦口阻塞，大脑缺氧，就会有鼻塞、头痛的现象；或由于鼻部炎症下行感染导致咽喉不适。鼻窦分为4个鼻窦，8个窦腔，针对不同窦口的发炎，其治疗的方法是不一样的。首先需要做一个鼻部的内窥镜检查，确诊具体是哪一窦口发炎，是单组还是多组的炎症，然后进行针对性的治疗。治疗时不止是对病灶部位进行治疗，还要改善鼻腔的整体物理环境。严重者可行手术治疗。

咽炎

案例叙述

1. 赵先生是一家 IT 公司的研发人员，因为家住的比较远，所以每天都要乘地铁上下班。最近几天赵先生感到咽子发痒、不舒服，刚开始没怎么在意，以为是天气转凉、空气质量不好的缘故，但这两天从早上起床开始就时不时地咳嗽起来，连咽口唾沫都觉得困难，咽部异物感越发明显，喝水吃饭都成了问题。在家人的督促下，赵先生去医院做了检查，医生说他得了急性咽炎。

2. 王老师得慢性咽炎有几年的时间了，几乎每天都会咳嗽，咳得厉害的时候王老师就买一些消炎药或止咳药来缓解症状，等到症状缓解后就不怎么理会了。今年秋季开学以来，由于课业较为繁重，授课时间长讲话多，王老师的咽炎问题变得更加严重了，咳的时间和频率明显增多，导致咽喉红肿疼痛，声音嘶哑，严重影响了自己的日常工作。为了缓解病情，王老师只好选择去医院接受治疗。

病情分析

引起赵先生咽部疾患的罪魁祸首当属其上下班选乘的交通工具——地铁。地铁内人员拥挤，缺乏良好的通风设施，空气污浊，自然给病毒、细菌的肆虐传播提供了可能。再加上赵先生的工作性质，工作压力大、加班加点是常有的事，疏忽身体保健导致自身免疫力下降，因此咽部很容易受到细菌感染而引发急性咽炎。

凡是用嗓过多的职业，大都与"咽炎"有缘，像教师和歌手，咽炎几乎成了职业病。王老师也不例外，知道自己患有咽炎这种惯性病，并没有积极进行治疗，服用消炎药虽然见效快，但是难以达到持久作用的治疗效果。又由于工作需要，用嗓过度在所难免，咽部经常充血，咽部黏膜及黏膜下淋巴组织发炎，久而久之就发展成顽固性慢性咽炎。

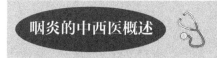

1. 什么是咽炎?

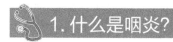

咽炎,是指咽部黏膜、黏膜下组织的炎症。依据病程长短和病理改变性质的不同,可分为急性咽炎和慢性咽炎两大类。急性咽炎是咽黏膜、黏膜下组织及其淋巴组织的急性炎症,根据病理病机、临床表现等方面的不同分为急性单纯性咽炎、急性坏死性咽炎、急性水肿型咽炎和咽结膜热。慢性咽炎是咽黏膜、黏膜下组织及其淋巴组织的慢性炎症,根据病理改变的不同可分为慢性单纯性咽炎、慢性肥厚性咽炎、慢性萎缩性咽炎。

2. 引起咽炎的原因有哪些?

急性咽炎多为病毒感染、细菌感染引起,也常继发于急性鼻炎、鼻窦炎、急性扁桃体炎,粉尘、烟雾、刺激性气体等环境因素也可导致该病的发生。在受凉、疲劳、烟酒过度及全身免疫力低下的情况下,更容易诱发急性咽炎。与急性咽炎相比,慢性咽炎则主要是由于急性咽炎治疗不彻底而反复发作,久而久之发展形成的,也有一些病患是因为职业关系或工作环境空气污染,或是因为烟酒、辛辣饮食的长期刺激造成的。另外,某些全身性慢性疾病,如贫血、便秘、下呼吸道慢性炎症、心血管疾病等也可继发慢性咽炎。经常熬夜,睡眠不足,免疫力低下,阴虚火旺也可导致慢性咽炎。

咽炎是临床常见病、多发病,多发于冬春与秋冬之交,无明显地域性,各年龄段均可患病,慢性咽炎患者以成年人居多。本病可为局部炎症,也可为上呼吸道炎症的一部分。咽炎全身症状不明显,多以局部症状为主。急性咽炎一般起病较急,初觉咽部干燥、灼热、粗糙感、咳嗽,继有咽痛,多为灼痛,且吞咽时咽痛较剧,咽侧索受累时疼痛可放射至耳部。各种慢性咽炎症状大致相似,且多种多样,如咽部不适感、异物感、痒感、灼热感、干燥感或刺激感,还可有微痛等,主要由于其分泌物及肥大的淋巴滤泡刺激所致。

3. 咽炎的中医病机是什么?

  咽炎在中医里属"喉痹"范畴,近代多以"咽痹"代之,将病位缩小为咽部疼痛不适的一类病症,与西医的咽炎相对应。喉痹一名,首见于《内经》,《素问》说:"一阴一阳结,谓之喉痹"。历代医家对咽痹的病理病机,辨证治疗均以脏腑经络为指导进行论述。咽痹的病变在于咽喉,但其病理形成与肺、肝、胃、肾有密切关系。咽位于鼻、口之后和喉之上,处在呼吸和吞咽通道的交叉点,为肺胃的门户,如肺胃有蕴热,火热上炎,气血结于咽喉,可见局部慢性充血,黏膜干燥而发病。另外肾水不足,虚火上炎,咽喉干燥,久而久之也可发展为本病。总之,咽痹之发,外邪多因风寒热燥侵袭,内因多因肺胃积热,痰热为患。但病因热多而寒少,"热结"于咽是该病的基本病机特点。

4. 咽炎的中医辨证分型有哪些?

  急性咽炎的中医辨证分型:① 风寒外袭:症见咽痛不适,口淡不渴,恶寒,不发热或微发热,无汗,咽黏膜水肿,不充血或轻度充血。舌质淡红,苔薄白,脉浮紧。检查时见咽部黏膜淡红、水肿。② 风热外侵:症见咽痛而口微渴,发热恶寒,咽部轻度充血,水肿。舌边尖红,苔薄白,脉浮数。检查可见咽部黏膜红肿胀,或颌下有瘰核。③ 肺胃实热:症见咽部疼痛较重,吞咽困难,发热,口干喜饮,大便秘结,小便短赤,舌红苔黄,脉洪数。检查见咽部红赤肿胀明显,咽底颗粒红肿,颌下有瘰核。

  慢性咽炎的中医辨证分型:① 阴虚肺燥:症见咽喉干疼灼热,多言之后咽干加重,干咳无痰,频频求饮,而饮量不多,午后及黄昏时症状较重。咽部充血呈暗红色,黏膜干燥、或有萎缩,或有淋巴滤泡增生。舌干红少苔,脉细数。② 肺脾气虚:症见咽喉干燥,但不欲饮,咳嗽,有痰易咯,平时畏寒,易感冒,神倦乏力,语声低微,大便溏薄。咽部充血较轻。舌苔白润,脉细弱。③ 痰热蕴结:症见咳嗽,咯痰黏稠,口渴喜饮。咽黏膜充血呈深红色,肥厚,有黄白色分泌物附着。舌红,苔黄腻,脉滑数。

5. 如何诊断急、慢性咽炎?

  急性咽炎诊断标准:① 起病较急;② 咽痛,干燥灼热,吞咽不利,甚至吞咽困难;③ 咽部红肿,咽后壁淋巴滤泡红肿并有黄白色点状渗出物,咽腭弓及悬雍垂水肿,甚至咽侧索红肿，颌下淋巴结肿大并有压痛；④ 有畏寒、发热、头痛、全身不适等症；⑤ 血液检验白细胞总数升高。急性咽炎应与急性扁桃体炎、咽白喉相鉴别。

慢性咽炎诊断标准： ① 患者有急性咽炎反复发作的病史；② 咽部不适，或痛、或痒、或干燥感、灼热感、烟熏感、异物感等；刺激性咳嗽，晨起用力咳出分泌物，甚或作呕，病程 2 个月以上。③ 经仪器检查，可见咽部慢性充血，呈暗红色，或树枝状充血；咽后壁淋巴滤泡增生，或咽侧索肿大；咽黏膜增生肥厚，或干燥、萎缩、变薄，有分泌物附着等。慢性咽炎应与反流性喉炎、茎突过长症、舌骨综合征、咽喉部占位性病变等相鉴别。

6. 咽炎的危害?

➕ **呼吸道疾病：** 咽喉部的炎症造成咳嗽、喘憋等，进而导致呼吸道疾病，如扁桃体发炎、胸闷等。

➕ **刺激神经：** 咽喉部肿胀会影响食物的吞咽，严重时可能会造成窒息。咽喉部的炎症或其他病变会刺激食管支配神经，引起膈肌痉挛，会出现呃逆等症状。

➕ **内分泌失调：** 颈项咽喉周围有甲状腺和甲状旁腺、颌下腺、腮腺等内分泌器官，当颈项咽喉部炎症或其他病变时，容易通过淋巴管的分支扩散到这些内分泌器官，引起相应的内分泌器官病变，使内分泌失调，出现相应疾病。

➕ **免疫力下降：** 咽喉部的炎症可以启动全身的免疫系统，通过对侵入的细菌病毒进行攻击来对正常组织进行保护，而咽喉炎病情的发展则会造成全身性疾病反应，如肾小球肾炎等。

➕ **并发症的发生：** 头颅与躯体是依靠颈项的颈椎、肌肉来连接支撑的，头颅的转动是频繁、灵活的复杂活动，咽后壁的炎症可以导致颈椎椎体不稳，出现颈椎病。咽后壁的炎症可以蔓延到颈椎部位的软组织，使颈部交感神经节受到刺激，使支配心脏、椎动脉的神经功能失调，出现心慌、头晕、失眠等症状。

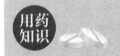

 1. 治疗急、慢性咽炎中西医有何看法?

西医认为细菌、病毒感染是引起咽炎的原因，治疗咽炎以局部治疗为主。病毒感染者可选用抗病毒药，如吗啉双呱、金刚胺、病毒灵等；细菌感染者，可口服或注射抗生素及磺胺类药物。不含抗生素的西药主要有地奎氯铵片和华素片等。地喹氯铵含片的主要成分是地喹氯铵，它是阳离子表面活性剂，通过破坏细菌的细胞壁而起到杀菌的作用。华素片的主要成分是西地碘，杀菌能力强，能快速杀灭咽喉部的多种致病菌，但是长期服用碘和碘化合物可能会产生精神抑郁、神经过敏等不良反应。

中医治疗急、慢性咽炎以整体观念为指导思想，以脏腑经络学说为理论基础，强调辨证与辨病相结合，局部辨证与整体辨证相结合，内治与外治相结合。中医对于急性咽炎的辨证要点分为查表里、辨寒热、辨兼症3个方面，有关急性咽炎的发病学说主要有风、热、痰三种。中医对于慢性咽炎的辨证要点分为辨虚损、辨虚火、辨阴阳疑似、辨形症四个方面，有关慢喉痹的发病学说主要有虚、热、痰、瘀四种。

中医关于咽炎的辨证分型、对症下药是其秉承的一大特色，另一大特色则是其极具启发性的各色疗法。除了作用于全身的汤剂内服法外，还有作用于咽喉局部的"吹药法"，即选用清热利咽祛痰等作用的中药研成极细粉末，吹于咽喉患处而达到治疗作用。另外，"噙化法"又称含咽法，以丸剂为主，所用药物研制为末后，制成蜜丸或醋丸，使用时取丸入口中噙化，徐徐咽下，可以称得上是现代含片的雏形。最具中医特色的咽炎疗法当属针灸法，如针刺疗法、放血疗法、耳针疗法、穴位注射等，主要选用手太阴经、手足阳明经及任、督脉等经络的穴位，以宣泄邪热，疏通经络，调和气血，通利咽喉。与针灸疗法有异曲同工之妙的是推拿按摩法，如擒拿法适用于吞咽困难的咽喉病患者。

 2. 中医如何对咽炎进行辨证施治?

中医对急性咽炎的证型分类主要有肺经风寒证、肺经风热证、肺经燥热证、肺胃热盛证、痰热壅盛证等。对肺经风寒证引起的急性咽炎，治法以祛风散寒，宣肺利咽为旨；肺经风热证，治法以疏风清热，解毒利咽为旨；肺经燥热证，治法以清热宣燥，生津利咽为旨；肺胃热盛证，治法以泄热解毒，消毒利咽为旨；对痰热壅盛证，治法以清热化痰，消肿利咽为旨。

中医对对慢性咽炎的证型分类主要有肺胃阴虚证、肺肾阴虚证、肝肾阴虚证、脾虚气弱证、肾阳亏虚证、气滞血瘀证等。对肺胃阴虚证导致的慢性咽炎，治法以滋养胃阴，生津利咽为旨；肺肾阴虚证，治法以滋补肺肾，降火利咽为旨；肝肾阴虚证，治法以滋补肝肾，清利咽喉为旨；脾虚气弱证，治法以健脾化痰，升清利咽为旨；肾阳亏虚证，治法以温肾扶阳，引火归元为旨；气滞血瘀证，治法以活血化瘀，行气利咽为旨。

3. 外感风热型急性咽炎该如何选药？用药时该注意什么？

急性咽炎一般起病较急，选择药物时应优先考虑起效迅速的制剂。外感风热型急性咽炎患者推荐服用清咽滴丸。滴丸起效迅速，能快速缓解风热火毒内蕴所致的咽部肿痛、咽干、口渴等症。

清咽滴丸为棕褐色至黑褐色的滴丸，味微苦涩，气辛凉。由人工牛黄、薄荷脑、青黛、冰片、诃子、甘草组成。方中人工牛黄为君药，清热解毒，消肿利咽。薄荷脑性凉，散风热，清利咽喉；青黛清热解毒，凉血消肿；冰片清热泻火，解毒消肿，为臣药。诃子敛肺气、利咽喉，为佐药。甘草解毒利咽，调和药性，为佐使药。诸药合用，疏风清热，解毒利咽。用于风热喉痹，咽痛，咽干，口渴；或微恶风，发热，咽部红肿，急性咽炎见上述证候者。

服用该药时应注意以下几点：

➕ 本品为治疗风热邪毒所致急喉痹的中成药，若属虚火喉痹者慎用。

➕ 本品苦寒，易伤胃气，老人、儿童及素体脾胃虚弱者慎服。

➕ 不宜在服药期间同时服用温补性中成药。

➕ 服药期间饮食宜清淡，忌食辛辣油腻，以免助热生痰、加重病情。

➕ 本品性状发生改变时禁止使用。

➕ 服药 3 天后症状无改善，或出现其他症状，应去医院就诊。

4. 经典名方玄麦甘桔颗粒为什么能够用于慢性咽炎的治疗?

传统名方玄麦甘桔颗粒用于阴虚火旺，虚火上浮，口鼻干燥，咽喉肿痛。由玄参、麦冬、桔梗、甘草组成。组方中玄参为君药，养阴清热，针对阴虚火旺，热毒蕴结主要病机。麦冬具有润肺养阴，益胃生津，加强君药养阴润喉之功，配以桔梗加强君药宣肺祛痰利咽之利，共为臣药。甘草清热解毒利咽，调和药性，为佐使药。诸药合用，清热解毒，滋阴降火，祛痰利咽。

本品药力集中于咽喉，能去除外感燥热病邪或内热灼津导致肺阴受损而引起的虚火上浮，对于阴伤所致的慢性咽炎效果较好。其治疗重点首先是滋阴，其次是清热。本品为浅棕色的颗粒，味甜。另有含片剂型，服用方便，符合慢性咽炎的长期用药需求。

 5. 利咽灵片用于什么症型的咽炎?

利咽灵片为薄膜衣片，除去薄膜衣后显棕黑色，味辛、咸、微苦。具有活血通络，益阴散结，利咽止痛的功效。用于阴虚血瘀所致的咽喉干痛、异物感、发痒灼热；慢性咽炎见上述证候者。

本品由玄参、穿山甲（制）、土鳖虫、牡蛎（煅）、僵蚕组成。玄参滋阴凉血，解毒消肿，散结利咽，为君药。穿山甲、土鳖虫合用活血通络，散结止痛，辅助君药活血消肿，止痛利咽，共为臣药。僵蚕化痰散结，牡蛎滋补肝肾，合用滋阴散结以利咽喉，而为佐药。诸药合用活血通络，益阴散结，利咽止痛。

需要注意的是，因本品含有穿山甲、土鳖虫等活血通络组分，严禁孕妇服用，气血虚、妇女经期、易出血的患者慎用。另外，本品用于阴虚体质导致的咽炎，属风寒感冒咽痛者，症见恶寒发热、无汗、鼻流清涕者慎用。本品旨在滋阴散结，故不宜在服药期间同时服用温补性中药。

6. 如何选用咽炎含片?

在治疗咽炎的过程中，建议搭配服用一些清咽润喉的含片。含片能直接作用在咽部，通过缓慢的含化可使药物较长时间停留在咽部，持续发挥药效，对于缓解咽干、咽痛等不适感见效快。尤其在治疗慢性咽炎方面，中药有特殊的作用。

常用的中成药含片有银黄含片、西瓜霜含片、复方草珊瑚含片、玄麦甘桔含片等。① 银黄含片含有金银花提取物、黄芩提取物，具有清热疏风、利咽解毒的功效，主要用于外感风热，邪热入里引起的急、慢性咽炎。② 西瓜霜含片由西瓜霜、黄芩、黄连、黄柏、射干、山豆根等药味组成，具有清热解毒，消肿止痛的功效，多用于肺胃热盛或虚火上炎引起的咽喉灼热疼痛。③ 复方草珊瑚含片由薄荷脑、薄荷精油、肿节风浸膏等中药成分组成，具有疏风清热、消肿止痛的功效，多用于外感风热引起的发热、微恶风、头痛、咽喉红肿热痛、吞咽困难。④ 玄麦甘桔含片由玄参、麦冬、桔梗、甘草组成，具有抗炎、止咳、祛痰和镇痛的作用，能够清热滋阴，祛痰利咽，用于阴虚火旺、虚火上浮所致的干咳少痰、咽喉肿痛。

在服用含片时，得让药在嘴里慢慢溶化，不能咀嚼，也不能整片吞下去。待药片全部溶化后，不要急着喝水和吃东西，否则就会把留在嘴里的那点药都冲到胃里去了，就达不到治疗咽炎的预期效果。

1. 哪些因素容易导致咽炎的发生？

长期鼻塞、张嘴呼吸：鼻腔有使空气加温及湿润功能，鼻塞时干冷空气直达喉部而产生干痛。

长期鼻涕倒流刺激咽喉：常见慢性鼻炎患者，脓性分泌物会破坏咽喉表面细胞的纤毛活动，易于滋生细菌。

持续或复发性的咽喉感染：反复感冒或扁桃体发炎可造成咽喉有痰或异物感。

胃酸逆流烧灼咽喉：常见于大吃大喝后倒头便睡之人，酸性胃液逆流而上烧灼食道及咽喉，患者常会于醒后发觉咽喉灼热、干痛。

刺激性饮食及不当口腔卫生：喜欢喝酒，嗜食辛辣及刺激性食物，饭后抽烟，不经常刷牙及漱口，长期刺激下就会得慢性咽炎。

讲话过多，水分补充不足：说话多了口干舌燥，加上有些中老年人本身唾液分泌不足，此时应注意多补充水分，少量多次饮水比一次大量喝水更能滋润喉咙。

工作压力、情绪紧张、睡眠障碍：压力过大或过度紧张会引起咽喉部肌肉紧绷，造成咽喉异物感。若不加调整则症状得不到缓解，继而担心喉部长肿瘤，长期的心理压力更易加重症状。睡眠障碍使咽喉无法得到充分休息，自然会觉得不舒服。

➕ **高温灰尘多，或有刺激性气体的工作环境以及空气污染**：长期处于不良的工作环境中较易得慢性咽喉炎。

 ## 2. 如何做到咽炎的有效预防？

中医讲究"不治已病治未病"，其精髓就是防病胜于治病。咽炎的患病过程多与日常生活中某些不良习惯的点滴积累有关，因此找到这些不良习惯，做到防微杜渐，就能够使机体远离咽炎的侵犯。

➕ 劳逸结合，防止受冷。

➕ 经常接触粉尘、化学气体，或遇空气污染天气应注意戴口罩、面罩等防护措施。

➕ 平时多饮淡盐开水，吃易消化的食物，保持大便通畅。

➕ 避免烟、酒、辛辣、过冷、过烫刺激食物。

➕ 注意口腔卫生，养成饭后漱口的习惯，使病菌不易生长。

➕ 保持室内空气流通。

➕ 不要长时间讲话，更忌声嘶力竭地喊叫。

➕ 少熬夜，多锻炼，规律生活，提高机体免疫力。

小贴士

咽炎患者适宜食物有哪些？

咽炎患者多由肺胃蕴热，火热上炎，气血结于咽喉所致，宜吃有清热解毒，滋阴润肺作用的食物。

（1）多吃富含胶原蛋白和弹性蛋白的食物，如猪蹄、猪皮、蹄筋、鱼类、豆类、海产品等，有利于慢性咽炎损伤部位的修复。

（2）宜多摄入富含B族维生素的食物，如动物肝脏、瘦肉、鱼类、奶类、豆类等，有利于促进损伤咽部的修复，并消除呼吸道黏膜的炎症。

（3）咽炎急性期一般不宜进补品，若考虑体弱不耐，则稍加蛋、乳、瘦肉之类，以扶正气。

（4）患病期间，宜多饮白开水，饮食以清淡、易消化为原则，咽炎的饮食如白米粥、面条、藕粉等。

（5）应以凉性和平性食物为主，少食或不食大蒜、辣椒、白酒等刺激性食物。

因为这些食物容易诱发或加重黏膜充血，这对咽喉无异于火上浇油。

（6）多吃一些具有清热、生津作用的新鲜蔬菜水果，如梨、甘蔗、西瓜、萝卜、丝瓜、无花果、荸荠、藕、冬瓜、香蕉、百合等。也可泡服一些具有清热利咽作用的（类）茶饮品，尤其是地方特色中药藤茶（显齿蛇葡萄）。

（7）适度增加蛋白质的摄入，以提高人体的免疫力。人体免疫力的高低与咽炎的复发有着直接关系，因此患者应适当增加鱼类、虾、肉类、奶类等优质蛋白的摄入量。

需要注意的是，润肺食物要对症选吃。山药适宜于大便稀溏者；白萝卜适宜于痰多、咳嗽者；百合适用于阴虚久咳者；绿豆适宜于内火旺盛的人群；梨适用于烦渴痰热者；柿子适用于热咳者；豆腐适宜于风热或肺热咳嗽者；荸荠适宜于热性咳嗽吐脓痰者；丝瓜适宜于咳嗽痰多、痰稠色黄的热咳者；藤茶适用于咽喉肿痛者。另外，食用新鲜水果和蔬菜一定要适量，过食或暴食亦会影响身体健康。新鲜水果含糖量较高，老年人及糖尿病患者、心脑血管疾病患者尤须慎食。

肺炎

案例叙述

张师傅，63岁，发热、咳嗽五天。五天前洗澡受凉后，发热、寒战，体温高达40℃，咳嗽、咳痰，但是痰量不多，白色黏痰、无咽痛和关节痛。家人送他入院进行检查，脉搏100次/分，呼吸20次/分，血压120/80mmHg，患病后他睡眠差，大小便正常，体重无变化。呼吸平稳，但医生叩诊时发现他左上肺有浊音，胸壁震颤加强，吸气时呼吸道可闻湿啰音。经过化验发现，白细胞计数增高，伴中性粒细胞比例增高。

病情分析

医生根据病人有以下症状：① 发病急，寒战、高热、咳嗽、咳出少量白色黏痰；② 左上肺叩诊时有浊音，胸壁震颤加强，吸气时呼吸道可闻湿啰音；③ 血白细胞计数增高，伴中性粒细胞比例增高。医学上符合①和②，便可诊断为左侧肺炎。

肺炎的中西医概述

1. 什么是肺炎？

肺炎是指人体感染细菌、病毒或其他病原微生物后，发生在终末细支气管、呼吸性细支气管、肺泡管、肺泡、肺泡腔、肺结缔组织及血管、淋巴管、神经在内的肺实质炎症，可由细菌、病毒、真菌、寄生虫等致病生物，以及放射线、吸入的异物等引起。肺炎按病因可分为细菌性、霉菌性和支原体性肺炎。常见的是细菌性肺炎，主要是由肺炎球菌引起。多数肺炎起病较快，主要症状为发热、咳嗽、咳痰、痰中带血，可伴胸痛或呼吸困难等，是全球最主要的死因和首位传染病死因，也是全球5岁以下儿童首位死因，统计显示，全球每年死亡人数约在200万左右。在我国，肺炎是成人和儿童的主要死因之一，在城市居第四位，在农村居首位。中国每年约有250万例肺炎病例，其中约5%死于肺炎相关疾病。

在中医学上，肺炎归属于"风温肺热病"范畴，首见于医圣张仲景的《伤寒论》："太阳病，发热而渴，不恶寒者，为温病。若发汗已，身灼热者，为风温。"风温肺热病常见为发热、咳嗽、咯痰、痰白色或黄色、黏稠或带血，恶寒或寒战、胸痛、气喘、口渴，甚至出现壮热、颜面潮红、烦躁不安、神志不清、胡言乱语、四肢冰凉等症。肺炎分虚、实两类，以实者居多，病情起初为阳、热、实证，后期则虚实夹杂或以虚为主。

2. 引起肺炎的原因是什么？

➕ 中医认为肺炎是由于人体正气不足，抵抗力低下，尤其是阴虚的病人，饮食起居没有注意，脏腑功能一时失调，导致外邪从口鼻进入，或者反复外感风邪和热邪而导致肺炎。肺炎起病急，病情变化快，病程短，四季均可发病，但以冬季和春季多见。

➕ 肺炎发病虽在肺，但与心、肝、肾的关系密切。口和鼻是肺的门户，因此，当温热的致病邪气侵袭人体时，首先侵犯肺；当温热的邪气传到心时，会出现高热、神志不清、胡言乱语等心神受扰的症状，中医上称为"热入心包"；当温热的邪气继续存留在体内而没有得到及时治疗时，病情继续发展就会影响病人的肝肾功能。肺炎病变重点始终在肺，如果及时救治，邪去正复。

3. 如何诊断肺炎？

🔷 **诊断标准：**

➕ **中医诊断标准：**① 起病急，病情变化快，冬季和春季多发。② 主要症状：发热恶寒，或高热寒战，咳嗽、胸痛，咳嗽伴有黄痰或带血，舌苔黄。③ 其他症状：口渴、少汗、胸闷、气急。④ 按感冒治疗无效且病情加重。

凡具备 ①、②、④ 项即可诊断。

➕ **西医诊断标准：**① 起病急。② 患者表现：发热，咳嗽、咯痰（痰白或黄或黏稠带血）、胸痛。③ 胸部体征：肺局部叩诊有浊音，吸气时呼吸道有湿啰音，X线检查肺部有炎性病变。④ 化验：末梢血象中白细胞总数或中性粒细胞比例增高。

凡具备 ②、③ 两项即可诊断。

🔷 **患者可根据以下分级评分标准进行自我评分，判断病情的变化：**

➕ **发热：**体温在 39.5℃以上，身体恶寒或受冷颤抖，评为 3 分；体温在 38.5～39.4℃，身体恶寒者，评为 2 分；体温在 37.3～38.4℃，微恶寒者，评为 1 分；

体温在 37.3℃以下，评为 0 分。

➕ **其他症状：**咳嗽频发，气急、胸痛，咳痰为黄色或带血，评为 3 分；咳嗽中等，胸闷，痰黄量少，评为 2 分；偶尔咳嗽且较轻，略感胸闷，少量咯出黏痰，评为 1 分；咳嗽少，胸部舒畅，咳痰少，其他症状消失者，评分 0 分。若出现神志不清者，加 3 分；皮肤大片发红发紫者，加 3 分；出现面色苍白、四肢冰冷、大汗淋漓、表情淡漠或烦躁不安，血压急剧下降者，加 3 分。

➕ **舌脉：**舌质红或绛，舌苔黄，评分 3 分，舌红，舌苔黏腻，黄色或黄白兼有，评分 2 分；舌尖红，舌苔薄而白，评为 1 分；舌质淡红，舌苔薄而白，评为 0 分。脉浮滑或滑数评为 1 分，脉静（脉搏和缓平静）为 0 分。

➕ **体征：**病变局部叩诊有浊音，吸气时呼吸道有湿啰音，评为 2 分；局部叩诊有浊音，呼吸音低，评为 1 分；局部阳性体征消失，评为 0 分。

➕ **X 线：**肺部 X 线检查有炎症，评为 2 分；炎症大部分或全部消失，评为 0 分。

➕ **血液检查：**血白细胞总数或中性粒细胞比例高于正常者，评为 1 分；正常者评为 0 分。

根据各项观察指标的评分标准，先计算出各项肺炎治疗前后的分值，然后算出治疗后与治疗前的分数比值。凡小于或等于 0.2 为痊愈；大于 0.2 而小于或等于 0.5 为显效；大于 0.5 而小于或等于 0.8 为有效；大于 0.8 为无效。

📷 **与其他疾病相区别：**

➕ **麻疹：**麻疹初起可见发热、头痛、咳嗽等症状。但麻疹多见于小儿，有流行性特点，口腔可见麻疹黏膜斑，经过约 3 ~ 5 天后，可能出现皮疹。

➕ **风热感冒：**风热感冒也是由风热病邪引起，但病情较轻浅，为肺气失和所致。症状表现为发热重、头胀痛、有汗、咽喉红肿疼痛、咳嗽、痰黏或黄、鼻塞黄涕、口渴喜饮水。风热感冒多见于夏秋季，病程短，少传变。

4. 肺炎有哪些临床表现？

本病起病急骤，常有淋雨、受凉、劳累等诱因，约 30% 患者有上呼吸道感染史，自然病程 7 ~ 10 天。临床主要症状为发热、咳嗽、咯痰、痰白或黄，或黏稠或带血，恶寒或寒战、胸痛、气喘、口渴，甚至出现高热、颜面潮红、烦躁不安、神志不清、胡言乱语或四肢冰冷等症状。

➕ **寒战、高热**

典型症状为突然寒战、高热,体温高达39 ~ 40℃,24小时内波动幅度不超过1℃,可持续数天或数周,伴有食欲差、头痛、全身肌肉酸软等症状。

➕ **咳嗽、咳痰**

早期为刺激性干咳,继而咯出白色黏液痰或带血丝痰,约1 ~ 2天后,可咯出黏液血性痰、铁锈色痰、脓性痰,消散期一般痰量增多,痰黄而稀薄。

➕ **胸痛**

常有剧烈胸痛,呈针刺样,随咳嗽或深呼吸而加重,可向肩或腹部放射。

➕ **呼吸困难**

呼吸较困难、胸痛、发绀(皮肤和黏膜呈青紫色)等。

➕ **其他症状**

少数有恶心、呕吐、腹胀或腹泻等胃肠道症状,重症时可出现神志模糊、烦躁、嗜睡、昏迷等。

5. 肺炎的并发症有哪些?

可并发感染性休克、肺水肿、败血症、支气管扩张等疾病。

➕ **感染性休克**:常由于发生严重败血症或毒血症而引起,多见于老年人,也可见于青壮年。发病急骤伴高热,但也有体温不升的患者,血压下降甚至测不到,呼吸急促,口唇及肢体皮肤呈青紫色,皮肤湿冷,四肢冰冷、多汗,表情淡漠或烦躁不安,甚至昏迷、少尿或无尿。胸部症状有时不明显,心率加快。血白细胞明显升高,中性粒细胞比例可达90%以上,甚至出现类白血病反应。常有水、电解质紊乱,易并发心功能不全、急性肾衰竭等,情况危重。

➕ **心肌炎**:该并发症因严重中毒引起,心脏扩大,心跳过速,肺炎病情控制后,大多可逐渐恢复。

➕ **肺外并发症**:常因细菌由局部侵入血液引起,如关节炎、脑膜炎等。

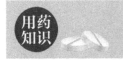

 1. 中医如何辨证治疗肺炎？

中医采用辨证论治，首先观察病变部位所在，温热病刚开始发作时，温热病邪侵犯肌肤浅表部位，肺卫失和，病势较为轻浅，病情继续发展则发热较重但不恶寒，口渴，舌苔黄，病邪侵入，邪气盛而正气也盛，则病变部位多在胸膈以上包括心、肺在内的部位。如果温热病邪继续发展，致使心神被扰，或温热的邪气深入损伤精血津液，典型的病理变化为热盛、心神错乱，则病变部位多在心或涉及肝肾二脏。

其次，观察该疾病的虚实转化，疾病初期，多以实证为主，或邪实正虚；后期，多以正虚为主，或正虚邪恋，或虚中夹实。

中医秉承的肺炎的治疗原则：风为阳，温也为阳，两阳相劫，必伤阴液。而肺是一个多气少血的脏器，因此把住气分关是治疗的关键。治疗的基本原则为宣肺透邪，顾护阴液。

下面介绍肺炎的分证论治。

➕ 邪在肺卫证

症状： 发热畏寒，头痛咽痛，咳嗽痰黄而黏稠，胸痛不适。舌边尖红，舌苔黄，脉浮数。多见于细菌性肺炎的早期和病毒性、支原体性、霉菌性肺炎。

分析： 风热侵犯肌肤浅表，引起患者发热、怕冷；风热上行则引起患者头痛；风热的病邪侵入咽喉，则导致患者咽痛；风热的病邪侵犯肺，肺失去清肃的能力，使得患者咳嗽痰黄且黏稠；肺络受损，故胸痛不适；舌边尖红，苔黄，脉浮数。以上均为邪在肺卫证的症状。

治疗原则： 疏散风热，清肺解表。以辛凉药为主，可以辛温类药物作为辅助，来增强疏散风热、发散病邪的作用，用于发热恶寒、无汗者较为合适。

➕ 痰热壅肺证

症状： 高热不退、出汗、咳嗽气急、鼻翼煽动气粗，咯痰黄色黏稠或咯铁锈色的痰，胸痛、口渴、烦躁、小便黄赤、大便干燥、舌红舌苔黄。多见于细菌性肺炎大片实变期。

分析： 肌表病邪未治愈而侵入肌里，邪热聚集在肺，高热不退，汗出不愈；热邪阻肺，肺失清肃，故咳嗽气急，鼻翼煽动气粗，痰黄色或铁锈色；热邪伤及肺络而引起胸痛；热邪伤及津液而导致患者口渴，小便黄赤，大便干燥，舌质红、舌苔黄。以上均为痰热壅肺证的症状。

治疗原则： 清热解毒，宣肺化痰。

⊕ 热陷心包证

症状： 高热不退，咳嗽、呼吸急促、痰中带血，烦躁不安，神志不清、胡言乱语，口渴、舌质红绛，舌苔焦黄而干，脉细数。多见于重症肺炎出现并发症者。

分析： 热邪侵入心包，引起患者高热不退；热毒积聚于肺，使得肺气下降和清肃呼吸道的功能暂时失去，因此患者咳嗽、呼吸急促；热邪伤及肺络，致使患者咳痰中带血；热邪烦扰心神，因此患者烦躁不安，甚至神志不清、胡言乱语。热毒灼伤津液，引起患者的口渴；舌苔黄而干，舌质红绛，脉细数。以上均为热陷心包证的症状。

治疗原则： 清热解毒，化痰开窍。本证一般病情严重，可采用中西医结合的方法进行治疗。

⊕ 阴竭阳脱证

症状： 患者体温骤降，冷汗直出，面色苍白，四肢冰冷、口唇青紫，呼吸急促、鼻翼煽动。舌质黯淡，脉微欲绝。多见于休克型肺炎或伴心力衰竭。

分析： 中医认为热毒内陷，正不胜邪，导致患者正气欲脱，阳气耗散，身体津液将耗竭，病情较为凶险；气无所主，故呼吸急促、鼻翼煽动；阴阳离绝，引起患者体温骤降，冷汗直出；正气虚脱，不能行血，因此患者面色苍白，口唇青紫；舌质黯淡，脉微欲绝。以上均为阴竭阳脱证之象。

治疗原则： 回阳救逆，益气养阴，为中医的温法之一，即运用具有温热作用的中药，以治疗阴寒内盛危重症的治法，适用于阳气极度衰弱，寒邪深入机体的危重证候。

⊕ 气阴两伤，余热未尽证

症状： 咳嗽无力、低热、盗汗，手足心热，神疲乏力。舌质淡，舌苔白，脉细数。多见于细菌性肺炎后期及病毒性、真菌性肺炎等。

分析： 正气和邪气相争，邪气已除去大半，正气也见不足，因此低热、咳嗽无力；气虚不固，神疲乏力，自汗出，舌淡、舌苔白；热邪伤阴，阴虚内热，手足心热、盗汗，舌红少苔，脉细数。以上均为气阴两伤，余热未尽证之象。

治疗原则：养阴清热。本证还可以配合饮食疗法，进食雪梨汁、石斛茶，同时应注意避免进食油腻和辛辣食物。

 2. 肺炎的其他治疗方法有哪些？

➕ **雾化吸入**

雾化吸入可直接作用于靶器官，同时能湿化呼吸道，有利于分泌物的排出，并且局部药物浓度高，进入血循环中的药量少，药物利用度高，毒副作用小，使用方便，是近年来发展起来的适合呼吸道感染的方便而有效的给药方法。在抗感染、平喘、吸氧治疗等综合治疗基础上，使用穿琥宁注射液、双黄连注射液、清开灵等超声雾化治疗后，咳嗽症状明显减轻。

➕ **保留灌肠**

中医学认为"肺与大肠相表里"，同时中药保留灌肠，可使药物有效地被直肠黏膜所直接吸收，通过经络循行作用于肺脏，发挥清宣通降化痰的作用。

 3. 中西医如何结合治疗肺炎？

西医治疗肺炎主要是通过西药进行治疗，但是治疗效果不是很彻底，中医治疗肺炎虽然效果很好，但是治疗时间长，因此中西医结合治疗肺炎是很好的方法。肺炎是多种致病因素侵入呼吸道而致的常见病，针对病原菌选择抗生素，并结合中医辨证治疗。而在疾病的后期，应采用中药为主，以调节人体的免疫力，巩固治疗效果。

 4. 治疗肺炎的中成药有哪些？

目前市场上销售的用于治疗肺炎的中成药很多，比如双黄连口服液、苦甘颗粒、橘红丸、泻白丸、复方鲜竹沥口服液、参麦止咳糖浆、急支糖浆、清气化痰丸、清开灵口服液等。

 5. 如何选择合适的中成药？

肺炎有不同的类型，患者如果自行选择中成药进行治疗，首先应根据自身症状判断属于哪种类型的肺炎，是细菌性肺炎、霉菌性肺炎还是支原体性肺炎，患者自己无法明确判断时，不宜随意用药，可去医院就诊。经明确诊断后，可根据肺炎归属，结合患者自身体质进行合理选择。

6. 治疗肺炎常用的具有疏风解表功效的中成药有哪些？服用时有哪些注意事项？

➕ **双黄连口服液：** 主要成分为金银花、黄芩、连翘。功效疏风解表，清热解毒。用于外感风热所致的感冒，症见发热、咳嗽、咽痛。口服，一次 20ml，一日 3 次，小儿酌减或遵医嘱。本品辛凉解表，清热解毒，风寒感冒者不适用；本药苦寒，易伤胃气，脾胃虚寒者慎服。服药期间，忌服滋补性中药。

➕ **苦甘颗粒：** 主要成分为金银花、薄荷、蝉蜕、黄芩、麻黄、苦杏仁、桔梗、浙贝母、甘草。功效疏风清热，宣肺化痰，止咳平喘。用于风热感冒及风温肺热引起的恶风、发热、头痛、咽痛、咳嗽、气喘，上呼吸道感染、流行性感冒、急性气管、支气管炎见上述证候者。开水冲服，一次 8g，一日 3 次；小儿酌减或遵医嘱。本品疏风清热，风寒感冒者慎用。孕妇慎用。含麻黄，高血压，青光眼者慎用。

此类药物服药期间忌食辛辣、生冷、油腻食物。

7. 治疗肺炎常用的具有止咳平喘功效的中成药有哪些？服用时有哪些注意事项？

➕ **橘红丸：** 主要成分为化橘红、陈皮、半夏、茯苓、甘草、桔梗、苦杏仁等。功效镇咳祛痰，平喘，退热等。用于咯痰色黄或白，粘油稠厚，舌质红，舌苔黄色且腻等。临床用于急、慢性支气管炎、肺炎、哮喘、肺脓疮。口服，一次 12g，一日 2 次，空腹温开水送服。

➕ **泻白丸：** 主要成分为桑白皮、地骨皮、甘草、粳米。功效泻肺清热，止咳平喘，主治肺有伏火郁热所致的咳喘，甚则呼吸急促，皮肤蒸热，发热尤甚等。临床用于肺炎、痉挛性咳嗽、支气管炎等疾病。口服，一次 1 丸，一日 2 次，温开水送服，小儿酌减或遵医嘱。

此类药物大多忌食辛辣油腻，慎风寒。孕妇慎服。

8. 治疗肺炎常用的止咳化痰类中成药有哪些？服用时需要注意些什么？

复方鲜竹沥口服液：主要成分为薄荷油、桔梗、枇杷叶、生半夏、生姜、鲜竹沥、鱼腥草等。功效清热、化痰、止咳。用于痰热内蕴所致的胸痛、咳嗽、痰黄之症。临床适用于急性支气管炎、慢性支气管炎、哮喘、肺炎等。口服，一次 20ml，一日 2-3 次。大便溏泻者、阴虚久咳、气逆或咳血者忌服。

参麦止咳糖浆：主要成分为北沙参、麦冬、枇杷叶、鱼腥草、蔗糖等。功效养阴清热，润肺止咳。主治燥热犯肺或阴虚内燥所致的干咳少痰，痰黄而质稠，咽干舌燥，五心烦热，舌红少苔。临床用于急慢性支气管炎、肺炎、肺结核等。口服，一次 20ml，一日 2-3 次。

急支糖浆：主要成分为金荞麦、四季青、鱼腥草、前胡等。功效清热解毒，化痰止咳。用于风热犯肺，或痰热壅肺所致的肺失宣肃，咳嗽痰黄，发热面赤，胸闷，口渴引饮，小便短赤，舌红苔黄，脉数。临床用于上呼吸道感染、急性支气管炎、支气管扩张、肺炎等。糖浆口服，一次 200ml，一日 3-4 次，小儿酌减。孕妇禁用。高血压、心脏病、甲状腺功能亢进及糖尿病患者慎用。

此类药物用药期间，忌烟及辛热、生冷、油腻的食物。

9. 治疗肺炎常用的具有清肺化痰功效的中成药有哪些？服用时需要注意什么？

清气化痰丸：主要成分为陈皮、苦杏仁、枳实、黄芩、瓜蒌仁、云芩、胆南星、法半夏。功效清肺化痰。主治肺热咳嗽，痰多黄稠，气急喘促，惊悸不安，小便短赤，舌质红，苔黄腻等。用于肺炎、肺脓肿、肺结核、急慢性支气管炎等。本品为丸剂，口服，成人每服 6-9g，一日 2 次，小儿酌减。孕妇忌服。

清开灵口服液：主要成分为牛黄、水牛角、黄芩、栀子、金银花等。功效清热解毒，化痰通络，芳香开窍，安神镇惊。主治邪热炽盛，扰乱神明，所致高热、神昏、烦躁、抽搐、惊厥等。主要用于治疗流行性乙型脑炎、上呼吸道感染、重型肺炎、肺性脑病、重症肝炎、肝昏迷、急性胰腺炎、流行性脑脊髓膜等证属邪热扰乱神明者。口服液，一次 20-30ml，一日 2 次。孕妇禁用。

此类药物服药期间忌烟、酒及辛辣、生冷、油腻食物。

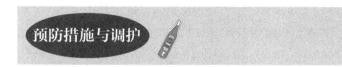

预防措施与调护

1. 如何预防肺炎?

肺炎的发病与否主要取决于机体自身的抗病能力,所以预防重在增强正气,提高机体的免疫能力,应避免受寒、淋雨、疲劳、嗜酒等,预防上呼吸道感染。流行季节可选用贯众、板蓝根、大青叶水煎服来预防肺炎的发生。对儿童还要重视调理脾胃,科学营养的饮食,改变不良的饮食习惯,不吃煎炸食品,少吃零食,多吃水果和蔬菜。此外,还应注意生活起居卫生,保持室内空气的新鲜。积极锻炼身体,提高机体免疫力,避免淋雨、受寒、疲劳、醉酒等诱发因素。对于老弱体衰和免疫功能减退者,可在医生指导下注射肺炎免疫疫苗。

2. 肺炎患者如何做好自身调理和康复?

肺炎在肺部疾病中不是很罕见,导致肺炎的因素有很多,包括细菌、病毒、支原体等多种,但由肺炎球菌引起的肺炎最为多见。肺炎是急性热性病之一,热则伤阴,因此发热消散迅速与否是调护的重要一关肺炎患者的护理是治疗的重要环节。

⊕ **注意饮食起居**:首先要卧床休息,宜多饮清凉饮料如西瓜汁、雪梨汁等,要及时观察病情,注意舌色、舌苔、脉搏、血压、体温的变化,以便及时对症处理。

⊕ **戒烟**:停止刺激是阻止肺进一步损害的好方法,如果您仍吸烟,病情会加重,最重要的就是戒烟。戒烟困难者应该向医生寻求帮助。被动吸烟与您自己吸烟一样有害,劝告家人和朋友戒烟,至少不要在您的周围吸烟。

⊕ **避免感染**:感染会加重患者的症状和病情,生活起居上患者往往容易忽视呼吸上的微小变化或者加重的咳嗽,或认为这些并不重要。实际上,患者应该及时向医生汇报新发现的症状,以尽快采取治疗。

⊕ **态度和心态**:以科学的态度,积极平和的心态面对疾病,选择悲伤或高兴?选择积极还是消极?虽然您的选择可能不会解决您的所有问题,但由此带来的结果肯定会有不同,积极参加疾病治疗的全过程才是明智的选择。

➕ **定期随诊：**可以使医生了解患者的治疗效果，及时发现患者病情的变化和药物的不良反应，调整治疗方案。您最好准备一个病情记录本，把身体的不适和服药情况记录下来，别忘了门诊携带您所有的医疗记录和医疗资料，包括化验、影像检查资料等。

小贴士

1.肺炎患者的饮食要注意什么？

饮食时注意力要集中，细嚼慢咽，避免边吃饭边说话，将食物呛吸入肺，多吃萝卜、梨、冬瓜、西瓜等新鲜蔬菜水果，以养肺清热化痰。避免辛辣食品，应该清淡饮食，及时遵医嘱治疗，定期复查。服药期间，忌服滋补性中药，饮食宜清淡，忌食辛辣厚味。

另外，肺炎患者不要吸烟，吸烟容易刺激呼吸道，加重病情，容易引起发烧、咳嗽、咳痰等症状，多喝水，避免受风寒着凉。

2.肺炎的预后怎么样？

一般来说，各型肺炎的预后较良好。但如果有以下因素存在时，预后较差，如年老体弱、免疫缺陷者、原有各种慢性病（如慢性心、肺、肝、肾疾病）者、病变广泛、多肺叶受累者、并发症严重者，周围循环衰竭或败血症者或有多种病原菌混合感染者，应尤为注意防护。

胃肠炎

案例叙述

28 岁的张女士于 3 天前无明显诱因出现腹泻，共 10 余次，大便为黄色水样便，量多，小便正常；伴有腹痛、恶心呕吐等症状，呕吐物为胃内容物，量少，生病以来食欲差，睡眠质量一般，无发热、畏寒、里急后重等症状，体重未见明显变化。

张女士去医院就诊，医生询问病史时否认接触过疫水、疫源及化学毒品，做相关检查后诊断为急性肠炎

病情分析

张女士的腹痛、腹泻、呕吐等症状与急性肠炎的临床表现相符。根据患者腹痛、腹泻、恶心食少的症状，以及她在患病前后没有接触过疫水、疫源及化学毒品，可以判断她的病属于中医寒湿型"暴泄"（即西医急性肠炎）的范畴。寒湿之邪侵袭肠胃，导致脾失健运，故而腹泻，大便稀薄为水样便；寒湿内停，胃肠气机阻滞，故会腹痛；寒湿困脾，故恶心食少。该病的治疗以芳香化湿为主，同时要适当清淡饮食，注意休息，并及时补充水和电解质。

胃肠炎的中西医概述

1. 什么是胃肠炎？

胃肠炎，胃炎和肠炎的统称，是胃肠黏膜及其深层组织的出血性或坏死性炎症。其临床表现以严重的胃肠功能障碍和不同程度自体中毒为特征，在感染后的 1 ~ 5 天，可能会出现腹泻、呕吐、丧失食欲、腹痛、精神不振、发烧等症状。病因主要有细菌、病毒、农药、食物本身的毒素以及和食物之间起的化学作用或其他无机物质污染等。

胃炎

胃炎是指由任何病因引起的胃黏膜炎症，常伴有上皮损伤和细胞再生，是最常见的消化道疾病之一。按临床发病的缓急和病程的长短，将胃炎分为急性胃炎和慢性胃炎。

急性胃炎是由多种病因引起的急性胃黏膜炎症，多属中医胃脘痛、胃痞、呕吐

等病证范畴。临床上急性发病，常表现为上腹部症状。按病因和病理变化不同，分为急性单纯性胃炎、急性糜烂性胃炎、急性腐蚀性胃炎和急性化脓性胃炎。

慢性胃炎是由各种病因引起的胃黏膜慢性炎症，属中医学胃脘痛、痞满、吞酸、嘈杂、纳呆等病范畴。常见症状为上腹疼痛、饱胀及出血。

该病分类方法很多，我国 2006 年达成的中国慢性胃炎共识意见中采纳了国际上新悉尼系统（Update Sydney system）的分类方法，根据病理组织学改变和病变在胃的分布部位，结合可能病因，将慢性胃炎分为非萎缩性（以往称浅表性）、萎缩性和特殊类型三大类。根据炎症分布的部位，可再分为胃窦胃炎、胃体胃炎和全胃炎。

🔹 肠炎

肠炎是指由细菌、病毒、真菌和寄生虫等引起的小肠炎和结肠炎。临床表现主要有腹痛、腹泻、稀水便或黏液脓血便。部分病人可有发热及里急后重感觉，故亦称感染性腹泻。肠炎按病程长短不同，分为急性和慢性两类。

每年，全世界约 30 亿~ 50 亿人次感染肠炎，尤以发展中国家发病率和病死率为高，特别是儿童。根据世界卫生组织统计，在发展中国家，感染性腹泻是儿童发病率最高的传染病，病死率约为 20%。

急性肠炎是消化系统疾病中最常见的疾病，中医认为十二指肠炎属于"胃脘痛"范畴。临床表现为腹泻、腹痛、腹胀伴不同程度恶心呕吐，严重时可导致脱水，甚至休克。

慢性肠炎病程一般在两个月以上，主要表现为间断性腹部隐痛、腹胀、腹痛、腹泻，遇冷、进油腻之物或遇情绪波动、劳累后尤甚。大便次数增加，日行几次或十余次，肛门下坠，大便不爽。慢性肠炎急性发作时，可见高热、腹部绞痛、恶心呕吐、大便急迫如水或黏冻血便。

 2. 胃肠炎的发病原因有哪些？

🔹 急性胃炎

造成急性胃炎的原因很多，过冷过热的食物和饮料、浓茶、咖啡、烈酒、刺激性调味品、过于粗糙的食物、药物（特别是非甾体类消炎药如阿司匹林、吲哚美辛等），均可刺激胃黏膜，破坏黏膜屏障。细菌及其毒素也会对胃黏膜造成一定的损伤。此外，外源性刺激，如胃内异物或胃石、胃区放射治疗，和内源性刺激，如情绪波动、应激状态及体内各种因素引起的变态反应等，均可导致本病。

✚ 慢性胃炎

幽门螺杆菌感染是慢性胃炎最主要的病因，我国属幽门螺杆菌高感染率国家，估计人群中幽门螺杆菌感染率在 40%~70%。此外，冷食、硬食、辛辣或其他刺激性食物也会引起症状或使症状加重。按照中医辨证的方法来看，慢性胃炎多由误治失治、痰湿中阻、脾胃虚弱、寒温不适、饮食伤胃、气滞血瘀、情志不畅等原因引起。

✚ 急性肠炎

本病的发生常与肠道感染包括肠道病毒（柯萨奇、埃可病毒）和其他病毒、细菌（如杆菌、沙门氏菌、金黄色葡萄球菌、霍乱、肠念球菌）、肠阿米巴、寄生虫等有关；还与饮食不当、摄入过量不新鲜食物引起食物中毒、化学品和药物中毒及食物过敏有关。本病可发生在任何年龄段，在我国以夏、秋两季发病率较高，无性别差异，一般潜伏期为 12 ~ 36 小时，公共卫生欠佳的地区好发。

✚ 慢性肠炎

造成慢性肠炎的原因有自身免疫因素、过敏因素及感染因素，其中感染因素是结肠炎的主要病因之一。

3. 胃肠炎有哪些临床表现及并发症?

✚ 急性胃炎

急性发病，上腹部疼痛及不适、恶心、呕吐、食欲不振等消化不良症状是急性胃炎的共同表现。本病病程较短，系自限性疾病，数天内可恢复。严重时，可出现脱水、酸中毒、休克及消化道出血等并发症。

✚ 慢性胃炎

本病进展缓慢，常反复发作，中年以上好发病，并有随年龄增长而发病率增加的倾向。最常见的症状是上腹疼痛和饱胀。空腹时比较舒适，饭后不适，进食虽不多但觉过饱。病人常诉胃弱或胃软，多数病人诉食欲不振，部分患者可无任何症状。

✚ 急性肠炎

急性肠炎的临床表现主要为腹痛、腹泻、恶心、呕吐、发热等，严重者可发生脱水、电解质紊乱、休克、肠穿孔、败血症、肠息肉、结肠恶变等并发症。

🔵 慢性肠炎

临床表现为长期慢性或反复发作的腹痛、腹胀、腹泻及消化不良等症，重者可有黏液便或水样便。患者呈慢性消耗症状，面色不华、精神不振、少气懒言、四肢乏力、喜温怕冷。如在急性炎症期，除发热外，还可见失水、酸中毒或休克出血表现。慢性肠炎若长期不治，会导致肠穿孔、中毒性肠扩张、肠狭窄及结肠癌等一系列并发症。

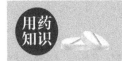

1. 中医把胃肠炎分为哪些类型？怎样根据症状判断类型？治疗原则是什么？

其实，在祖国医学中并无胃肠炎的相关病名，但根据其临床表现及特点，一般将其归入胃脘痛、泄泻、痞满、吞酸、嘈杂、纳呆、胃痞、呕吐等症范畴。

🔵 急性胃炎

临床上，中医多将其归入胃脘痛、胃痞、呕吐等病证范畴，按食滞胃脘型、暑湿犯胃型、寒邪犯胃型、胃热炽盛型、肝郁气滞型对其辨证施治。

🔵 **食滞胃脘型**：患者胃脘胀满，疼痛拒按，或呕吐酸腐及不消化食物，吐后痛减，食后加重，嗳气反酸，大便不爽，舌质淡红，苔厚腻，脉滑实。治疗应消食导滞，和胃降逆。

🔵 **暑湿犯胃型**：胃脘痞满，胀闷不舒，按之腹软而痛，纳差食减，口干而腻，头身沉重，肢软乏力，小便黄热，大便滞而不爽，或兼见发热恶寒，舌质红，苔白黄而腻，脉濡细或濡数。治疗应解暑和胃，化湿止痛。

🔵 **寒邪犯胃型**：胃痛卒发，痛无休止，得温则减，遇寒加重，多有受凉或饮食生冷病史，或伴见呕吐清水，畏寒怕冷，手足不温，喜食热饮，口淡不渴，舌苔薄白或白腻，脉沉迟。治疗应温中散寒，和胃止痛。

🔵 **胃热炽盛型**：胃脘疼痛，胀满，痛处灼热感，口干而苦，恶心呕吐，吐出物为胃内容物，有酸臭味或苦味，饮食喜冷恶热，大便干结，尿黄，舌质红，苔黄厚或黄腻，脉弦滑。治疗应清热止痛，降逆通便。

🔵 **肝郁气滞型**：胃脘胀满，攻撑作痛，痛及两胁，情志不畅时更甚，或呕吐

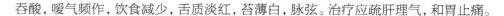

吞酸，嗳气频作，饮食减少，舌质淡红，苔薄白，脉弦。治疗应疏肝理气、和胃止痛。

慢性胃炎

慢性胃炎的发病率在各种胃病中居首位，中医多将其归到胃脘痛、痞满、吞酸、嘈杂、纳呆等病范畴。中医认为，慢性胃炎多因长期情志不遂，饮食不节，劳逸失常，导致肝气郁结，脾失健运，胃脘失和，日久中气亏虚，从而引发种种症状，多按食滞伤胃、脾胃虚寒、胃阴亏虚、热邪犯胃、肝郁犯胃、瘀滞伤胃、肝火犯胃及湿困脾胃等类型对其进行治疗。

⊕ **食滞伤胃型：**患者饮食不节致使脾胃受损，食积胃脘，胀满痞痛，恶心呕吐，嗳腐吞酸，大便秘结有腐败异臭，舌质红，苔厚黄腻，脉象弦滑。证属食滞伤胃、腑气不通，宜健脾和中、消食开胃。

⊕ **脾胃虚寒型：**患者胃脘坠胀不舒，食欲不振，呕吐酸水，隐隐作痛，遇寒加重，得暖则轻，饿时疼甚，进食稍减，大便稀溏，神疲乏力，舌质淡、胖大、边有齿印，苔薄白，脉象沉细弱或浮大无力。证属中气不足、脾胃虚寒，宜补中益气、健脾温胃。

⊕ **胃阴亏虚型：**患者胃脘灼热疼痛，嘈杂不适，虽饥而纳差，口干口渴，大便艰涩，舌质红有裂纹，舌苔光剥或少苔，脉象弦细数。证属肝脾不和、胃阴亏虚，宜疏肝健脾、益阴养胃。

⊕ **热邪犯胃型：**患者胃脘灼热疼痛，嘈杂易饥，口苦咽干，泛吐酸苦水，便秘，舌质红苔薄黄，脉象弦细。证属热邪犯胃、中焦郁滞，宜疏利中焦、清热和胃。

⊕ **肝郁犯胃型：**患者胃脘痞满隐痛，两胁撑胀疼痛，嗳气频频，时有泛酸，食欲减退，舌质红苔薄白微黄，脉象弦细。证属肝郁气滞、胃失和降，宜疏肝理气、健脾安胃。

⊕ **瘀滞伤胃型：**患者胃脘刺痛或锐痛，痛处拒按，时感胃部灼热嘈杂，纳差，舌质暗紫有瘀斑苔薄黄，脉象涩滞。证属气滞血瘀、郁热伤胃，宜活血化瘀、行气理胃。

⊕ **肝火犯胃型：**患者因久病脾胃气虚，情志不舒，郁而化火，致使胃脘痞满隐痛，食后疼痛加重，经常烧心泛酸，口苦发黏，便溏，舌质淡红，苔黄腻，脉细数。证属虚实夹杂、肝火犯胃，治宜舒肝理气、清热调胃。

⊕ **湿困脾胃型：**患者胃脘痞闷，纳呆，少食即感胀，口淡无味，渴而少饮，肠鸣辘辘，大便稀溏，身重乏力，困倦懒动，舌质淡胖苔白腻，脉象濡细。证属湿阻脾胃，困遏中焦，宜健脾祛湿、理气醒胃。

📋 急性肠炎

急性肠炎是由细菌及病毒等微生物感染所引起的人体疾病，多发于夏秋季节，以儿童及青少年居多，急性出血性肠炎即为其中一种；属中医"暴泄"范畴，可分为寒湿型、湿热型及食滞型三种类型。

➕ **寒湿型**：患者泻下清稀，甚至如水样，有时如鹜溏，腹痛肠鸣，脘闷食少，或兼有恶寒发热，鼻塞头痛，肢体酸痛，舌苔薄白或白腻，脉濡缓。治法为芳香化湿，疏表散寒。

➕ **湿热型**：患者腹痛即泄，泻下急迫，或泄而不爽，粪色黄褐而臭，烦热口渴，小便短赤，肛门灼热，舌质红，苔黄腻，脉濡数或滑数。治法为清热利湿。

➕ **食滞型**：患者腹痛肠鸣，泄后痛减，泻下粪便臭如败卵，夹有不消化之物，脘腹痞满，嗳腐酸臭，不思饮食，舌苔垢浊或厚腻，脉滑大。治法为消食导滞。

📷 慢性肠炎

慢性肠炎病程一般在两个月以上，中医称"久泄"，多按脾胃虚弱型、肝气乘脾型、肾阳虚衰型及瘀阻肠络型进行诊断治疗。

➕ **脾胃虚弱型**：大便时溏时泻，迁延反复，完谷不化，纳呆食少，食后不舒，稍进油腻食物，则大便次数明显增多，面色萎黄，神疲倦怠，舌淡苔白，脉细弱。治法为健脾益气，渗湿止泻。

➕ **肝气乘脾型**：素有胸胁胀闷，嗳气食少，每因抑郁恼怒或情绪紧张之时，即腹痛，腹泻，舌淡红，脉弦。治法为抑肝扶脾。

➕ **脾肾阳虚型**：黎明之前，脐周作痛，肠鸣即泻，泻后则安，形寒肢冷，腰膝酸软，舌淡苔白，脉沉细。治法为温补脾肾，固涩止泻。

➕ **瘀阻肠络型**：泄泻日久，泻后不爽，腹部刺痛，痛有定处，按之痛甚，面色晦滞，口干不欲饮，舌边有瘀斑或舌质暗红，脉弦而涩。治法为化瘀通络，和营止血。

2. 如何选择合适的中成药治疗胃肠炎？

中医对胃肠炎的治疗颇具心得，几千年的历史中，历代医者总结出了很多有效的方剂，如黄芪健中汤、香砂六君子汤、保和丸加减方等经典处方，通过现代医药的发展改良，用于治疗胃肠炎的中成药比比皆是。那么，作为非医学专业的患者，怎样根据自身的实际情况选用合适的药物呢?

➕ 胃脘痛

即胃痛,是临床上常见的一个症状,多见急慢性胃炎。治疗以理气和胃止痛为原则,旨在疏通气机,通而痛止,即所谓的"通则不痛"。

若是受寒引起的胃痛,可以服用藿香正气丸(水／口服液)、保济丸等药;食积停滞、消化不良等引起的胃痛,可用藿香正气丸(水／口服液)、保济丸、保和丸、胃肠安丸等;湿热蕴结引起的胃痛则可服用香连丸、复方黄连素片、三九胃泰颗粒等药。

➕ 泄泻

即腹泻,多见急慢性肠炎。急性暴泄以湿盛为主,应着重化湿,结合健运脾胃;慢性久泄以脾虚为主,应以健运脾气为要,化湿利湿为佐。

急性腹泻可用藿香正气液丸(水／口服液)、香连丸、摩罗丹等药;慢性腹泻则可选择附子理中丸、香砂养胃丸、黄芪建中丸、桂附理中丸等药。

➕ 呕吐

多见急慢性胃炎。根据呕吐胃失和降,胃气上逆的基本病机,其治疗原则为和胃降逆止呕。

呕吐食物,吐出有力,起病较急者,可用藿香正气液丸(水／口服液);呕吐物酸腐,脘腹胀满者,可用保和丸;呕吐物多为清水痰涎,胸脘满闷,不思饮食者,可用保和丸、香砂养胃丸、气滞胃痛片;饮食稍有不慎或稍有劳倦,即易呕吐者,可用香砂养胃丸、香砂理中丸;呕吐反复发作,但呕吐量不多,或仅吐唾涎沫,时作干呕者,可用保和丸、香砂养胃丸、养胃舒颗粒。

3. 治疗胃肠炎的中成药有哪些?

治疗胃肠炎的中成药有很多,接下来介绍几种常见的用于治疗胃肠炎的中成药。

➕ 香连丸

主要成分为黄连、木香。具有清热、解毒、燥湿、行气、止痛、健脾止泻等功能。该方主要用于大肠湿热所致的痢疾,症见大便脓血、里急后重、发热腹痛;肠炎、细菌性痢疾见上述证候者。临床常用于治疗痢疾、肠炎及腹泻等症,其治疗细菌性痢疾显效快,疗程短,不良反应小。

⊕ 复方黄连素片

主要成分为盐酸小檗碱、木香、吴茱萸、白芍。该药有清热燥湿，行气止痛，止痢止泻的功效。主要用于大肠湿热，赤白下痢，里急后重或暴注下泻，肛门灼热；肠炎、痢疾见上述证候者。

⊕ 枫蓼肠胃康颗粒

主要成分为牛耳枫、辣蓼，为棕色颗粒冲剂，味甜。该药有清热除湿化滞的功效，用于急性胃肠炎，属伤食泄泻型及湿热泄泻型者，症见腹痛腹满、泄泻臭秽、恶心呕腐或有发热恶寒，苔黄脉数等；也可用于食滞胃痛，症见胃脘痛、拒按、恶食欲吐、嗳腐吞酸、舌苔厚腻或黄腻，脉滑数者。

⊕ 温胃舒胶囊

主要成分为党参、附片、炙黄芩、肉桂、山药、肉苁蓉、白术、南山楂、乌梅、砂仁、陈皮、补骨脂等。该药有温中养胃，行气止痛功的效，用于中焦虚寒所致的胃疼，症见胃脘冷痛、腹胀嗳气、纳差食少、畏寒无力；浅表性胃炎见上述证候者。

4. 服用上述药物有哪些注意事项？

使用上述药物时要仔细研读说明书，按照用法用量服用，同时要特别注意各药的禁忌症。如胃大出血者禁用温胃舒胶囊，肠炎或痢疾属虚证或寒证者禁用复方黄连素片。此外，孕妇在服用温胃舒胶囊及香连丸时要慎重，最好在使用之前咨询医生或药师。

在服用复方黄连素片及香连丸时，需忌食辛辣、油腻食物，小儿及老人需在医生或药师的指导下用药。

5. 复方黄连素片有哪些副作用？

近年来的医学研究及临床实践发现，黄连素主要有如下几种副作用：便秘、横纹肌溶解症及乳酸中毒症，大量服用后偶有恶心、呕吐、皮疹及发热，停药后即可消失。

此外，复方黄连素片味苦，剂量过大时对胃有一定刺激，可使胃酸过多，即中医所说"苦败胃"；复方黄连素片对心率的影响与剂量及给药方式有关，每日口服2g以下，对心率无影响。所以，临床上为了避免以上情况的发生，对于溃疡病者，可饭后服药，或将每次剂量适当减少至 0.3g；一般不静脉注射给药，口服剂量不要随意加大，最好不要超过 2g/天。复方黄连素片的降血糖作用明显，且呈量效关系，但服用复方黄连素片降血糖有一定风险，不宜长期大量服用。

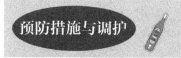

预防措施与调护

如何预防胃肠炎？

胃炎：多由外源及内源性刺激因素损伤胃黏膜导致，因此在日常生活中应尽可能避免这两种因素的作用。须生活有节，起居有常，保持精神愉快；饮食时要细嚼慢咽、按时定量，尽量避免过酸、过辣等刺激性食物及生冷不易消化的食物；严禁过度烟、酒、茶、油腻、粗糙及刺激性食物；积极治疗口咽部感染灶，勿将痰液、鼻涕等带菌分泌物吞咽入胃等。

肠炎：多因不洁东西引起，故预防最要紧的是食物清洁及保存安全，少食生冷、油腻及多纤维素的食物，不吃不新鲜、隔夜食物，尤其对生吃的水果蔬菜应彻底清洗，洗后方可食用。此外，还应注意家户卫生、装纱窗、扑灭苍蝇、蟑螂，以及环境清洁；隔离病人及小心处理其排泄物。注意劳逸结合，不可太过劳累；适当进行体育锻炼以增强体质；忌烟酒、辛辣食品、牛奶和乳制品；保持心情舒畅，避免精神刺激，解除各种精神压力；

一旦发生腹泻、腹痛等消化道症状，及时服药，尤其注意有无特殊病原体的感染，如霍乱、痢疾杆菌、阿米巴原虫等，有食物中毒的立即停止进食，有食品过敏请及时就诊。

小贴士

感染性胃肠炎在饮食上有什么要注意的呢？

（1）急性胃炎

1）患者应多饮水，以补充因吐泻损失的水和盐。最好是温的淡盐水（开水、粗盐）、淡红茶水、煮菜水交替饮用，一般每小时 1 次，每次饮 150～200ml。

2）患者呕吐停止、腹泻次数减少后，选喝少量小米米汤或稀藕粉，之后逐渐吃些粥、煮软的细面条、薄面片等。不要急于吃肉、蛋、牛奶等含蛋白质与脂肪多的食物和易引起胀气的食物。

3）病情缓解后，例如腹痛止、便次少、体温接近正常后，可以开始吃鸡蛋汤、蒸鸡蛋羹、酸奶、粥、面汤、苏打饼干、烤面包干、清蒸或清炖鲜鱼、瘦肉泥、嫩菜叶等。

4）恢复期宜吃易消化、刺激性小和胀气性轻的食物，尽量做得软烂清淡一些。

此外，为避免胃肠道发酵，胀气，急性胃炎发作期应忌食牛肉等易产气食物，并尽量减少蔗糖的摄入；忌食高脂肪的油煎、炸及熏、腊的鱼、肉，含纤维素较多的蔬菜、水果，刺激性强的饮料、食物和调味品等。

（2）慢性胃炎

1）须注重软、烂、消化：食用的主食、蔬菜及鱼肉等荤菜，特别是豆类、花生米等硬果类都要煮透、烧熟使之软烂，便于消化吸收，少吃粗糙和粗纤维多的食物，要求食物要精工细作，富含营养。

2）保持新鲜、清淡：各种食物均应新鲜，不宜存放过久食用。吃新鲜而含纤维少的蔬菜及水果，如冬瓜、黄瓜、番茄、土豆、菠菜叶、小白菜、苹果、梨、香蕉、橘子等。吃清淡少油的膳食。清淡膳食既易于消化吸收，又利于胃病的康复。

此外，慢性胃炎患者还要注意少食烈性酒（其他酒类也应少饮或不饮）、香烟、浓茶、咖啡、辣椒、芥末等刺激性强的调味品；不宜吃过甜、过咸、过浓、过冷、过热、过酸的汤类及菜肴，以防伤害胃黏膜。

（3）急性肠炎

患者应注意饮食卫生，少食生冷，不吃不新鲜、隔夜食物，尤其对生吃的水果蔬菜应彻底清洗，洗后食用。

（4）慢性肠炎

1）低脂、少纤维。含脂肪太多的食物，除不易消化外，其滑肠作用常会使腹泻症状加重，因此患者不应吃油炸、油煎、生冷及多纤维食物，可选择容易消化的细挂面、烩面片、馄饨、嫩菜叶、鱼、虾、蛋及豆类制品等，以使肠道得到休息。食物纤维有促进肠蠕动，刺激肠壁的作用，对有病的肠道不利，故含纤维多的食物，如韭菜、芹菜、黄豆芽、洋葱等均应忌用。

2）补充水、盐等。慢性肠炎患者如伴有脱水现象时，可喝些淡盐开水、菜汤、米汤、果汁、米粥等，以补充水、盐和维生素。

3）少吃产气食物及甜食。排气、肠鸣过强时，应少吃蔗糖及易产气发酵的食物，如土豆、红薯、白萝卜、南瓜、牛奶、黄豆等。

4）慢性肠炎病人多半身体虚弱、抵抗力差，因而更应注意饮食卫生，不吃生冷、坚硬及变质食物，不喝酒，不吃辛辣刺激性强的调味品。

5）苹果含有鞣酸及果酸成分，有收敛止泻作用，慢性肠炎患者可经常食用。

胆囊炎

案例叙述

　　43岁的陈女士与朋友会餐后返回,在途中突然感觉右上腹不适,胀痛,约20分钟后出现右上腹剧烈疼痛,呈绞痛性,并向右肩部放散,伴有呕吐,呕吐物为食物,无发冷发热现象。当即去医院求治,既往无类似病史。妊娠3次,分娩2次。

病情分析

　　这是一位40岁左右的女性患者,主要表现为急性右上腹胀痛,相继转为绞痛,有典型的向右肩放散的特点,并伴有呕吐,早期可无发热现象,与急性胆囊炎的临床症状相符。胆囊炎多发生在40岁以上的人群中,女性的发病率高于男性,特别是多次生育的女性。可以初步判断陈女士为胆囊炎,但要由进一步的检查来证实。

胆囊炎的中西医概述

　　胆囊炎是细菌性感染或化学性刺激(胆汁成分改变)引起的胆囊炎性病变,为胆囊的常见病,在腹部外科中其发病率仅次于阑尾炎。本病多见于35～55岁的中年人,女性发病较男性为多,尤多见于肥胖且多次妊娠的妇女。引起胆囊发病的原因是胆道梗阻、胆汁淤滞,而胆道结石是导致梗阻的最主要原因,反复感染又可促进结石形成并进一步加重胆道梗阻。免疫力低下造成胆道感染,胆道感染可引起胆囊发炎。情绪失调可导致胆汁的排泄受阻引发胆囊炎。肠道寄生虫病,比如蛔虫钻入胆道可引起胆道发炎,其残体和卵可成为结石的"核心"。

　　在中医理论中,并无胆囊炎这一病名,但根据其临床表现,属中医学的"胁痛"、"胆胀"、"胃脘痛"、"腹痛"、"黄疸"的范畴。胆为六腑之一,附于肝。六腑的生理功能是"以通为用",即以畅通为基础。胆囊之病,或因气机郁滞而排泄不利,或因湿热内闭而排泄受阻,或因瘀血停滞而胆管不通,或因肝阴亏虚而胆管干涩,皆会影响胆汁的正常排泄,胆汁与气血、湿热等邪气交互搏结,内阻不通则发为胁痛,外泛肌肤则发为黄疸。

1. 胆囊是一个什么样的器官？

　　胆囊即通常所说的"苦胆"。人的胆囊附着在肝脏右下叶下面的胆囊床内，形状像一只横卧的梨子，位于右锁骨中线和第九软肋骨交界处，长 5~8cm，宽 3~5cm，容积 40~60ml，以胆囊管与胆总管相连，可分为底、体、颈三部分。胆囊颈为胆囊末端的狭窄区，较细，呈直角弯曲与胆囊管相连。胆囊颈处稍突出，呈囊性扩大，称为 Hartmann(哈德门)袋，胆囊结石最容易镶嵌于此处。胆囊的主要功能是浓缩和贮藏胆汁、分泌黏液、调节胆道压力和排空。

　　在中医学中，胆为六腑之一，隶属于奇恒之府，与肝通过其经脉的络属而构成表里关系，有"亦藏"、"亦泄"的特点，内藏洁净之液，即胆汁，并有排泄胆汁和参与情志活动的功能。胆汁由肝脏分泌而贮藏于胆，经浓缩后再由胆排泄于小肠，有助于饮食物的消化。肝的疏泄功能正常，则生化胆汁，贮藏于胆，泄于小肠，协助消化。而肝的疏泄功能障碍，则导致胆汁的化生和排泄障碍，不能正常的地注入小肠而影响饮食水谷的消化，最终导致胆的疾病的发生。同时，由于胆又参与情志活动，怒为肝志，过怒及过度忧思均可使肝胆疏泄失职，经络不畅，胆汁淤结而导致胆腑疾病。

 # 2. 胆囊炎的分类？

➕ 按发病急缓和病程经过

　　➕ **急性胆囊炎**：是由于胆管阻塞、化学刺激和细菌感染引起的急性胆囊炎症性疾病。约 90% 以上的病人有胆囊结石，称为急性结石性胆囊炎；10% 左右的病人无胆囊结石，称为急性非结石性胆囊炎。

　　➕ **慢性胆囊炎**：是胆囊持续的、反复发作的炎症过程，超过 90% 的病人有胆囊结石。本病大多是慢性起病，也可由急性胆囊炎反复迁延发作而来。

➕ 根据是否伴有胆囊结石

　　➕ **结石性胆囊炎**：急性结石性胆囊炎初期的炎症是由于胆囊结石直接损伤受压部位的黏膜引起的，细菌感染是在胆汁淤滞的情况下出现。

　　➕ **非结石性胆囊炎**：急性非结石性胆囊炎胆囊内并无结石存在，发生率约占急性胆囊炎的 5% ~ 10%，临床较少见，但因其诊断困难、并发症严重、病死率高而引起关注。通常在严重创伤、烧伤、腹部非胆道手术后的危重病人中发生，致病因素主要是胆汁淤滞和缺血，导致细菌的繁殖且供血减少，更容易出现胆囊坏疽、穿孔。

根据病因

+ **感染性胆囊炎**，为急性胆囊炎的后遗病变。
+ **代谢性胆囊炎**，是由于胆固醇的代谢紊乱，使得胆固醇酯沉积在胆囊黏膜而引发的慢性胆囊炎。
+ **阻塞性胆囊炎**，是因胆囊管被结石嵌顿或瘢痕粘连导致阻塞时而引发的。

3. 除结石引起的胆囊炎外，还有哪几种较常见的胆囊炎?

在胆囊患者中，90% 以上都是由结石引起的，其他的胆囊炎，在胆囊及胆管系统均无结石存在，因此也称为无结石性胆囊炎。常见的有以下几种。

梗阻性胆囊炎：由于胆囊过大、扭曲、粘连及肿大淋巴结、肿瘤或动脉的压迫等因素，均可造成胆囊管梗阻，使胆囊排空障碍，成为化学刺激及细菌感染等因素致病的有利条件。

化学性胆囊炎：在某些胆道梗阻因素存在的情况下，胰液返流进入胆囊时，具有活性的胰酶可使胆囊发生明显的炎症变化。在一些严重脱水的患者，胆汁中胆盐的浓度升高，亦可引起急性胆囊炎。

细菌性胆囊炎：细菌的感染可来自血行，亦可来自肠道，如败血症、结核、伤寒及放线菌病等。

创伤后或手术后胆囊炎：在身体受到严重创伤、大面积烧伤、多发性骨折或大手术后，由于血容量不足、血管痉挛及血流迟缓等原因，胆囊动脉可有血栓形成，使胆囊壁发生缺血及坏死，并继发胆囊感染。

4. 胆囊炎是否常伴有胆囊结石?

胆囊结石与胆囊炎互为因果，形成一个恶性循环，日积月累导致胆囊结石逐渐增大、充满胆囊，胆囊炎症逐步加重。不过，胆囊结石不一定引起胆囊炎，少部分胆囊有结石的患者胆囊壁并无明显的炎症改变，无或仅有轻微的临床症状。

5. 胆囊炎有哪些临床表现及并发症?

急性胆囊炎的临床表现：女性多见，50 岁前为男性的 3 倍，50 岁后为 1.5 倍。

急性发作主要是上腹部疼痛，开始时仅有上腹部胀痛不适，逐渐发展至呈阵发性绞痛；夜间发作常见，饱餐、进食肥腻食物常诱发发作。一开始疼痛与胆石症引起的胆绞痛非常相似，但急性胆囊炎引起的腹痛其持续的时间往往较长，呼吸和改变体位常常能使疼痛加重，因此患者喜欢向右静侧卧，以减轻腹痛。有些患者会有恶心和呕吐，但呕吐一般并不剧烈。大多数患者还伴有发热，体温通常在 38.0 ~ 38.5℃之间，高热和寒战并不多见，如出现寒战高热，表明病变严重。少数患者还有眼白和皮肤轻度发黄。检查患者腹部时，可以发现右上腹部有压痛，并有腹肌紧张。

急性胆囊炎的一些常见并发症： ① 胆囊蓄脓；② 胆囊坏死穿孔，形成内瘘或导致弥漫性腹膜炎；③ 门静脉炎；④ 败血症。

慢性胆囊炎的临床表现： 常不典型，多数病人有胆绞痛病史。病人常在饱餐、进食油腻食物后出现腹胀、腹痛。腹痛程度不一，多在上腹部，牵涉到右肩背部，较少出现畏寒、高热和黄疸，可伴有恶心、呕吐。腹部检查可无体征，或仅有右上腹轻度压痛。

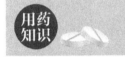

1. 中医治疗胆囊炎的原则？

胆囊炎，在中医中属"胁痛"、"黄疸"范畴，《黄帝内经》中已有记载，是因情志不畅，过食甘肥油腻等导致肝气不舒，脾失健运，湿热内生，热煎胆汁，凝结成石，石阻胆道，遂生诸症。病位主要在肝、胆，并涉及脾、肾，病因可分为郁结伤肝，痰饮内停，淤血停着，肝肾亏虚等。肝与胆在生理上密切相关，肝病常影响胆，胆病也常波及肝，最终则肝胆同病。

因此，胆囊炎的治疗应从肝、脾、肾上入手，中医治疗原则为疏肝利胆，通里攻下，清热利湿。采用疏肝理气，健脾祛湿，祛瘀通络，滋养肝肾等辨证施治。临床应分清气血、虚实，辨明主次，根据"痛则不通，通则不痛"的理论，以通为主。实证以理气、化瘀、清热利湿等法；虚证以滋阴柔肝为主，同时适当加入理气之品，以疏肝理气，提高疗效，在存阴的基础上更好的治疗胆囊炎。

在治疗上，充分发挥中医辨证论治的优势，除服用中药外还可配合针灸（足三里、阳陵泉、胆俞等穴），耳针（肝、胆、胰、神门等穴），膏药帖敷等方法达到排石、碎石、防石之功，并取得了一定的疗效。

2. 中医学如何辨证分型治疗急性胆囊炎？

 湿热胆滞证

临床表现：胁肋部呈持续性绞痛，起病急，阵发性加剧，腹肌紧张，拒按，常伴有心烦喜呕，口苦咽干，或高热寒战，或身热不扬，尿少色黄，大便秘结，或身目发黄，舌红苔黄或黄腻，脉弦或脉滑。

治疗方法：清热利湿，理气通下。该证为湿热内蕴胆经，气机不利所致。临床多属于急性感染性胆囊炎，或化脓性胆囊炎。患者多以突然高热、胁肋剧痛或发黄为主要体征。可选用小柴胡汤加减，清热祛湿，理气退黄。

 毒热内壅证

临床表现：胁肋持续剧痛，右上腹或全腹部硬满、拒按，或胁下可触及包块，同时伴有高热寒战，口苦咽干，头晕，精神委靡不振，甚则神昏、谵语，或者肌肤发黄，色黄鲜明，小便短赤，大便燥结，舌质红绛，苔黄燥或有芒刺，或少津无苔，脉弦滑而数。

治疗方法：清热解毒，通泄攻下。该证以毒热内盛，肉腐成脓为主要病理改变。临床属急性化脓性胆囊炎，或坏疽性胆囊炎。可选用大承气汤通泄攻下，并合用龙胆泻肝汤清肝利胆。

3. 中医学如何辨证分型治疗慢性胆囊炎？

 肝胆郁滞证

临床表现：精神抑郁或心烦易怒，胁肋及上腹部窜痛，脘闷不舒，善太息，嗳气频频，或大便不爽，舌淡苔白或白腻，脉弦紧。

治疗方法：疏肝利胆，行气解郁。该证以肝失疏泄，胆气不利，胁肋窜痛，胀闷不舒为主要临床特点。可选用柴胡疏肝散加减。

 肝胆湿热证

临床表现：脘腹疼痛拒按，口苦口黏，恶心厌油腻，食少纳呆，嗳腐吞酸，大便秘结，小便短赤，舌红苔黄腻，脉弦数或脉滑。

治疗方法：清肝利胆。可选用大柴胡汤加减。

🔯 肝郁脾虚证

临床表现：胁肋胀痛，时轻时重，恼怒、抑郁尤甚，脘腹胀闷不舒，或食少纳呆，腹胀肠鸣，大便溏薄或时干时稀，排便不爽，舌淡胖大或有齿痕，脉弦细或脉缓无力。

治疗方法：疏肝健脾。该证为肝胆气郁，横犯脾胃，脾失健运所致。临床主要以胁肋胀痛，时轻时重，肠鸣泄泻为特征，而且多与情绪因素有关，可选用痛泄要方加味。

🔯 脾肾阳虚证

临床表现：胁肋脘腹胀满或腹痛绵绵，喜温喜按，畏寒肢冷，食少便稀，腰膝酸软，头晕乏力，舌淡苔白，脉弱。

治疗方法：温补脾肾。该证多见于久病不愈、阳气虚衰的患者，可选用理中汤加减温肾健脾。

🔯 脾胃气虚证

临床表现：脘腹胀闷，食少纳呆，大便溏薄，神疲乏力，肢体倦怠，或头晕嗜睡，或轻度浮肿，舌质淡白，胖嫩或有齿痕，脉缓无力。

治疗方法：健补脾胃，理气和中。该证在临床上多见于胆病日久、脾胃受损、健运失司的患者。患者主要以脘腹胀闷、食少纳呆、大便溏泻为特征，可选用香砂六君子汤健脾利胃、理气消胀。

4. 中成药在胆囊炎、胆石症治疗中起什么作用？

一方面，中成药通过增加胆汁的分泌量，从而疏通管道；另一方面，通过松弛胆道括约肌，排出结石，从而解除胆道梗阻，起到"通则不痛"的效果。

一般来说，对于胆石症的急性发作，特别是急性胆囊炎、急性胆管炎时，常用的一些口服中成药起不到及时缓解症状的作用。而急性炎症缓解后，中成药制剂在维持胆囊炎、胆石症稳定，减少再发作方面有明显作用；很多中成药还能改善胆石症引起的消化功能紊乱。对于大多数有轻微症状的患者，许多中成药除了具有缓解疼痛不适外，还具有溶石、排石作用，相比于西药如熊去氧胆酸只具有溶石作用，显然更实用，且很少有西药的不良反应。因此，在中国，中成药制剂被广泛用于胆囊炎、胆石症的预防与治疗。

5. 治疗胆囊炎有哪些中成药？

近年来，按照中医理论，已成功研制出许多疗效确切的治疗胆囊炎、胆石症的中成药，举例如下。

消炎利胆片：为处方药品，主要成分有穿心莲、溪黄草、苦木，为糖衣片或薄膜衣片，除去包衣后显褐色或褐绿色；味苦，功效清热、祛湿、利胆，用于肝胆湿热引起的口苦、胁痛；急性胆囊炎、胆管炎。

胆乐胶囊：为处方药品，主要成分有猪胆汁酸、陈皮、南山楂、郁金、连钱草。本品为胶囊剂，内容物为棕黄色的粉末；味苦。功效理气止痛，利胆排石，用于肝郁气滞所致的胁痛，胆胀，症见胁肋肿痛，纳呆尿黄；慢性胆囊炎，胆石症见上述证候者。

益胆片：为处方药品，主要成分有郁金、白矾、硝石、玄参、金银花、滑石粉、甘草，为薄膜衣片，除去薄膜衣后显棕褐色；气微、味苦涩、甜。功效行气散结，清热通淋，能消炎利胆、排石溶石、解热镇痛、防止结石形成。用于胆结石，肾结石，膀胱结石，阻塞性黄疸，胆囊炎等病见湿热蕴结之证者。

6. 如何进行区别选择？

消炎利胆片：主要成分为穿心莲、溪黄草、苦木，主要功能是清热、祛湿、利胆，用于急性胆囊炎、胆道炎及肝胆结石并发感染，为纯中药复方制剂。若见有寒战高热、右胁部疼痛拒按、黄疸加重、尿少色赤、便秘、苔黄燥或黄黑、舌红绛、脉细无力或伴有神昏谵语等证候，提示热度内结，在积极进行抢救后，可选用消炎利胆片以清热解毒，消炎利胆。特别注意的是本品中苦木有小毒，不宜久服，疗程建议不超过2周。

胆乐胶囊：主要成分为猪胆汁酸、陈皮、南山楂、郁金、连钱草，主要功能是理气止痛，利胆排石，主治湿热蕴结、肝胆管结石、胆囊炎引起的右上腹部疼痛不适，特别适用于老年体弱不能耐受手术的病人。若见胃脘胀满，攻撑作痛，痛及两胁，情志不畅时更甚，或呕吐吞酸，嗳气频作，或大便不爽，舌淡苔白或白腻，脉弦紧，可选用胆乐胶囊以理气止痛，利胆排石。

益胆片：主要成分为郁金、白矾、硝石、玄参、金银花、滑石粉、甘草，为纯中药制剂，方中药物配伍，共奏行气散结、清热通淋之功效，常用于用于胆结石，阻塞性黄疸，胆囊炎等病见湿热蕴结之证者，即伴有大便臭秽，泻下不爽，口苦口干，胸脘满闷，小便黄赤，舌质红，苔黄腻，脉弦滑或滑数等症状。该药中含有三味矿物类中药，使用时应特别注意。另方中药物具有一定的寒性，胃肠道虚寒的患者建议饭后服用，避免药物对胃肠道的刺激。

 ## 7. 应用治疗胆囊炎的中成药时要注意哪些问题？

治疗胆囊炎的中成药的使用注意事项在药物的说明书中都有详细描述，一般饮食方面都要有一些忌口，如服药期间饮食宜清淡，忌食油腻及辛辣食物，并戒酒；肝肾功能不全的病人在服用治疗胆囊炎的中成药时，应定期监测肝肾功能；过敏体质患者及孕妇患者应慎服此类药品。使用过程中应密切观察病情变化，如发热、黄疸、上腹痛等症加重时应及时请外科诊治。若使用的制剂中含有有毒中药或者是矿物类中药时，应特别注意服药量及持续时间。

 **预防措施与调护**

 ## 如何预防胆囊炎？

通过近几十年对胆囊炎形成的机制研究，人们已经认识到饮食营养与胆囊炎之间有着一定的关系，胆固醇结石与人们的过度营养有关，而胆色素结石又与食物中蛋白质的缺乏不无联系，胆色素结石的发生还与胆道蛔虫有着密切的关系。基于这些认识，注意以下几方面的问题，对预防胆囊炎的发生可能会有一定的作用。

⊕ 有规律的进食，一日三餐均衡饮食，使胆汁有规律的分泌；

⊕ 多吃利胆食物，如菠菜、洋葱、番茄、四季豆、玉米、青椒等；

⊕ 多吃富含纤维素的食物，如蔬菜、水果、杂粮等，能刺激肠道蠕动，防止胆汁淤积；

⊕ 多饮水，养成饮水习惯，水不但可以稀释胆汁防止形成结石，还有助于将早期微小结石冲入肠道；

⊕ 多吃富含维生素C的食物，维生素C可帮助胆固醇转化为胆汁酸，从而有助于预防胆结石；

⊕ 多吃含维生素 A 的食物，能够防止胆囊上皮细胞脱落形成结石核心和帮助消化吸收脂肪；

⊕ 适度营养并适当限制饮食中脂肪和胆固醇的含量；

⊕ 保证摄入足够量的蛋白质；

⊕ 有胆囊炎病史或喜爱高脂肪饮食的中年妇女，在采取避孕措施时最好不要选用口服避孕药。更年期不滥用和长期服用雌性激素类药物；

⊕ 讲究卫生，防止肠道蛔虫的感染，养成良好的卫生习惯；

⊕ 积极治疗肠道蛔虫症和胆道蛔虫症；

⊕ 保持心胸宽阔，心情舒畅。

小贴士

1. 黑木耳可化解体内结石吗？

黑木耳是一种药食兼用的菌类植物，性甘平，有补气益智，润肺补脑，活血止血之功效。近代研究发现，黑木耳富含植物胶原，有较强的吸附作用，对无意食下的难以消化的头发、谷壳、木渣、沙子等异物具有溶解与氧化作用，同时，黑木耳对胆结石、肾结石、膀胱结石等内源性异物有比较显著的化解功能。黑木耳所含的发酵物和植物碱，具有促进消化道与泌尿道内各种腺体分泌的特性，并协同这些分泌物催化结石，润滑管道，使结石排出。

2. 纤维素食物对胆道疾患有什么作用？

纤维素是一种含有 2000~3000 个葡萄糖分子的多糖类物质。由于人体类缺乏分解纤维素的酶，所以纤维素不能被人体吸收。研究认为，食用纤维素后能增加胆盐排泄，抑制胆固醇吸收，使胆固醇代谢正常，降低血中胆固醇，减少形成胆结石的机会，同时，纤维素也是粪便的稀释剂。

3. 胆囊炎能变成胆囊癌么？

并非所有的慢性胆囊炎都会癌变，但却有一些慢性胆囊炎癌变了，了解这些特殊情况，是预防这种隐患的第一步。以下情况就是值得警惕的隐患苗头。

1）老年患者；

2）女性患者；

3）病程长、反复发作的慢性胆囊炎；

4）有结石，尤其是多发型或充满型结石者；

5）大结石者；

6）瓷瓶样胆囊：即胆囊壁钙化，多见于 65 岁以上的女性，它是慢性胆囊炎的终末阶段，癌变率高达 22%。

肝炎

1. 刘先生，34 岁，白领，豪爽能干，好酒。7 天前无明显诱因下出现乏力、食欲不佳，伴轻微发烧、小便黄，自以为是"病毒性感冒"，口服"感冒灵颗粒"等抗感冒药物治疗，继续工作，症状逐渐加重。1 天前刘先生感到全身乏力，轻微活动便大汗淋漓，伴恶心，食入即吐，皮肤、巩膜变黄，小便如浓茶。家人急忙送他至医院就诊。检查结果：ALT：1062U/L，AST：876U/L，T-BIL：112.1μmol/L；乙肝两对半：HBsAg(+)、HBeAg(+)、HBcAb(+)。医院诊断为：急性黄疸型乙型肝炎。紧急安排住院治疗。

2. 朱师傅，42 岁，常年从事装修工作，在 10 年前已经查出有乙肝，但由于家庭条件困难，一直未能进行定期检查和正规治疗，只有累了不舒服时，就去药店购买"护肝片"、"乙肝清热颗粒"等中成药自行服用，断断续续延续十多年。在七天前出现全身乏力、上腹不适、咽干、口渴，面色黄染、眼珠发黄、尿黄等，在家中休息无好转，在家人劝说下，到医院就诊。检查结果：乙肝两对半：HBsAg(+)、HBeAg(+)、HBcAb(+)；ALT：724U/L，AST：412U/L；彩超：肝内钙化灶、胆囊壁增厚不光滑。医院诊断为：慢性中度乙型肝炎。

我国是乙肝大国，乙肝病毒感染率较高。刘先生好酒，平时不太注意对肝脏的保护，对病毒性肝炎认识不足。一周前出现乏力、食欲不佳，伴轻微发烧、小便黄等症状和体征时，盲目诊断，错误用药，以致病情加重、延误治疗。

朱师傅是一个典型的慢性乙型肝炎患者，由于慢性乙型肝炎病程迁延、治愈困难，加上经济条件限制，也不重视平时防护，从而导致病情加重。如果朱师傅平时注意休息，且在医生或药师指导下正确服用药物，其病情就可能得到有效控制。

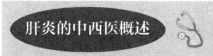

肝炎的中西医概述

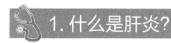

1. 什么是肝炎?

肝炎是肝脏炎症的统称。通常是指由多种致病因素——如病毒、细菌、寄生虫、化学毒物、药物、酒精、自身免疫因素等所导致肝细胞的各种炎症。其特征是肝细胞的变性、溶解、坏死和再生。

根据引发肝炎的不同病因,可以将肝炎分为病毒性肝炎、细菌性(如阿米巴)肝炎、药物性肝炎、酒精性肝炎、中毒性肝炎、自身免疫性肝炎、非酒精性脂肪性肝炎等,病毒性肝炎为临床最常见。因此,我们生活中通常所说的肝炎,多数指的是由甲型、乙型、丙型、丁型、戊型等肝炎病毒引起的病毒性肝炎。

2. 肝炎的常见症状和体征有哪些?

肝炎的常见症状为:食欲减退、腹胀、厌油腻食物、恶心、呕吐、易疲倦。常见体征为:巩膜或皮肤黄染,发热,肝区隐痛、肝大、触痛,部分患者出现蜘蛛痣和肝掌,重型肝炎可见腹水、少尿、出血倾向和意识障碍、昏迷等。

3. 肝炎一般要做哪些检查?

临床检查包括:① 肝功能检查,② 血清学检查(检测病毒特异性标志物),③ 其他相关检查(血常规、肾功能、蛋白、脂肪及糖代谢、血清免疫学检查等),④ 超声检查,⑤ 肝穿刺病理检查等。

4. 病毒性肝炎如何分型和诊断?

病毒性肝炎临床可分为:

➕ **急性肝炎**:急性无黄疸型;急性黄疸型。

➕ **慢性肝炎**:轻度;中度;重度。

➕ **重型肝炎**:急性重型肝炎;亚急性重型肝炎;慢性重型肝炎。

➕ **淤胆型肝炎**。

肝炎肝硬化。

病毒性肝炎的临床表现复杂，切忌主观片面地只依靠某一项或某一次检查异常即作出诊断，应根据流行病学史、临床症状和体征、实验室及影像学检查结果，并结合患者具体情况及动态变化进行综合分析，做好鉴别。然后根据肝炎病毒学检测结果做出病原学诊断，最后确诊。

5. 病毒性肝炎的中医机理是什么？

病毒性肝炎属中医的胁痛、黄疸、虚损、急黄、瘟黄、肝积等范畴。本病病位在肝，与肝、胆、脾、胃、肾等脏腑有关。外因为感受疫毒湿热之邪，内因为正气虚弱。急性病毒性肝炎分为黄疸型和无黄疸型，其病因多为湿热蕴郁，黄疸型者偏于热结肝胆、瘀阻血分，无黄疸型者多偏于湿滞脾胃、气机失调。慢性肝炎包括慢性迁延性肝炎和慢性活动性肝炎，其病机比较复杂，常由湿热病邪蕴结不解、日久伤及脏腑和气血，导致衰退性变化和失调性变化。衰退性变化可有阴虚、阳虚、气虚、血虚和阴阳两虚、气血两虚等不同证型。失调性变化则多为气血失调（如肝郁气滞、气滞血瘀）、脾胃不和、心肾不交等。瘀胆型肝炎多与湿热瘀阻肝胆失泄有关，主要是湿热留恋，熏蒸肝胆，脾虚血瘀所致。重症肝炎病候危重，主要是疫毒炽盛，化火化燥，内陷营血，邪热内闭，元气欲脱所致。

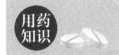

1. 中医如何辨证治疗病毒性肝炎？

病毒性肝炎按中医传统分为黄疸和无黄疸两大类，黄疸又分为"阳黄"（湿热型黄疸）和"阴黄"（寒湿性黄疸）。需重视分析中医病机，强调辨证论治。

 急性病毒性肝炎

不论黄疸型还是无黄疸型，治法均清热利湿、芳香化浊、调气活血。根据治则结合病例选药组方，热偏重者可参考茵陈蒿汤、栀子柏皮汤加减化裁，湿偏重者可参考茵陈四苓散、三仁汤加减化裁。临床"阴黄"比较少见，系由湿从寒化所致，治宜温散寒湿，可用茵陈术附汤加减。

慢性肝炎

慢性肝炎治疗原则应祛邪、补虚、调理阴阳气血三者结合，辨证时应分析邪之性质、虚在何脏以及阴阳气血失调的程度，从整体出发制订治疗方案。对于具体病例由于病机的矛盾主次不同、临床表现有所偏重，可分为不同临床型。

- **湿热未尽**：可参照急性肝炎治疗。
- **肝郁脾虚**：治宜舒肝健脾法，以逍遥散加减。
- **肝肾阴虚**：治宜滋补肝肾法，以一贯煎加减。
- **脾肾阳虚**：治宜温补脾肾法，以补中益气汤合肾气丸加减。
- **气阴两虚**：治宜气阴两补法，以人参养荣汤加减。
- **气滞血瘀**：治宜调气养血活血化瘀法，以鳖甲煎丸加减。

治疗时要注意上述型别之间的联系、转化和相兼，不要忽视慢性肝炎总的病机和治则。

重型肝炎

若见湿热毒盛、弥漫三焦者，治宜重剂清热解毒。若见湿热伤营入血，迫血妄行者，治宜清营凉血化瘀法。若见瘟邪逆传，蒙蔽心包昏迷不醒者，治宜清宫开窍法。若见气虚血脱、阳阴离绝，当用大剂量独参汤或生脉散。

瘀胆型肝炎

一般按阳黄治疗，可用消瘀利胆法。

2. 治疗急性病毒性肝炎的常用中药有哪些？

清热利湿选用药物：茵陈、虎杖、龙胆草、蒲公英、车前草、栀子、板蓝根、大黄、黄芩、苦参、马兰根等。

芳香化浊选用药物：藿香、佩兰、白豆蔻、草豆蔻、厚朴、菖蒲、苍术等。

调气活血选用药物：郁金、柴胡、香附、川楝子、陈皮、大腹皮、泽兰、丹参、赤芍等。

3. 治疗肝炎的常用中成药有哪些？各有何功效特点？

治疗肝炎的中成药有很多，常见的有：护肝片、乙肝清热解毒颗粒、茵莲清肝合剂、茵栀黄口服液、利肝隆片、鸡骨草胶囊、当飞利肝宁胶囊等。

护肝片

主要成分为柴胡、茵陈、板蓝根、猪胆粉、绿豆、五味子。

功效疏肝理气、健脾消食，具有降低转氨酶作用。临床用于

肋痛：因肝郁气滞、肝失疏泄所致胸膈痞满，两肋胀痛或窜痛，脉弦，舌质暗滞；慢性肝炎、早期肝硬化、胆囊炎见上述证候者；

黄疸：因毒蕴肝胆所致身目发黄、尿黄，舌苔黄腻，脉滑数；病毒性肝炎见上述证候者。

乙肝清热解毒颗粒

由虎杖、白花蛇舌草、野菊花、北豆根、拳参、茵陈、土茯苓、白茅根、茜草、蚕砂、淫羊藿、橘红、甘草组成。

功效清肝利胆、解毒。临床用于

肋痛：湿热蕴结肝胆，失于疏泄所致，症见右肋肋痛、口干口苦、恶心纳差，小便黄，大便干，疲乏乏力，舌红苔黄腻，脉弦滑数；病毒性肝炎、酒精性肝炎、药物性肝炎、胆道感染、胆囊炎见上述证候者；黄疸或无黄疸、发热或低热、口干苦或粘臭、厌油、胃肠不适、舌红苔厚腻，脉弦滑数；慢性肝炎见上述证候者。

黄疸：因湿热蕴结肝胆，胆汁瘀滞所致。症见身目发黄、尿如茶色、口干口苦、恶心纳差、大便干燥、发热或低热、疲乏乏力，舌红苔黄腻，脉弦滑数；慢性乙型肝炎见上述证候者。

茵莲清肝合剂

主要成分为茵陈、柴胡、郁金、板蓝根、绵马贯众、白花蛇舌草、半枝莲、虎杖、重楼、茯苓、广藿香、砂仁、佩兰、白芍（炒）、当归、丹参、红花、琥珀、泽兰。

功效清热解毒，化湿和胃，舒肝活血。临床用于肝胆湿热所致的肋痛，表现为肋腹胀痛或刺痛，口苦尿黄、恶心呕吐、纳呆乏力，身目悉黄、尿黄、舌红苔黄，脉滑数；病毒性肝炎见上述证候者。

茵栀黄口服液

主要成分为茵陈、栀子、黄芩苷和金银花。功效清热解毒、利湿退黄。临床应用于因湿热交蒸于肝胆、胆汁外溢所致黄疸，表现为面目悉黄、胸肋胀痛、恶心呕吐、小便黄赤，舌红苔黄腻，脉弦滑数；急、慢性肝炎见上述证候者。

✪ 利肝隆片

主要成分为郁金、板蓝根、茵陈、黄芪、当归、刺五加、五味子、甘草。

功效疏肝解郁，清热解毒，益气养血。临床应用于因肝郁湿热、气血两虚所致的两肋胀痛、或隐隐作痛，且劳累后加重，卧床休息可以缓解，体倦乏力，尿黄，甚则身目发黄；急、慢性肝炎见上述证候者。

✪ 鸡骨草胶囊

主要成分为鸡骨草、牛至、茵陈、人工牛黄、猪胆汁、栀子、白芍、枸杞子、三七、大枣。

功效疏肝利胆、清热解毒。临床用于

✪ **肋痛**：因肝胆湿热、筋络受阻所致右肋胀痛、脘腹胀痛、口苦、尿黄、舌红苔黄腻、脉滑数；慢性肝炎、胆囊炎见上述证候者。

✪ **黄疸**：因肝胆湿热阻滞、胆汁不循常道所致身目发黄、尿黄，舌红苔黄腻，脉弦数；慢性肝炎、胆囊炎见上述证候者。

✪ 当飞利肝宁胶囊

主要成分为水飞蓟、当药。

功效清利湿热，益肝退黄。临床用于湿热郁蒸所致的黄疸，症见面黄或目黄、口苦尿黄、纳少乏力，大便秘结或溏薄，舌红苔黄腻，脉弦数；急、慢性肝炎，急性胆囊炎，胆石症见上述证候者。

4. 如何选用抗病毒性肝炎中成药？

急性病毒性肝炎的治法为清热利湿、芳香化浊、调气活血。可选用的中成药有茵莲清肝合剂、茵栀黄口服液、利肝隆片、当飞利肝宁胶囊等。利肝隆片、茵莲清肝合剂多用于肝胆湿热所致的肋痛，茵栀黄口服液、当飞利肝宁胶囊多用于肝胆湿热所致的黄疸。

慢性肝炎治疗原则为去邪、补虚、调理阴阳气血三者结合。可选用的中成药有鸡骨草胶囊、护肝宁片、乙肝清热解毒颗粒、利肝隆片、当飞利肝宁胶囊、双虎清肝颗粒等，应在医生或药师的指导下选用药物。

需要注意的是，在选用上述治疗肝炎的部分中成药时，除考虑急、慢性因素外，还应综合考虑引起肋痛等症状的不同原因，以及个人体质等进行合理选择。如，肝郁气滞、瘀血停着、肝阴不足所致肋痛者不宜选用鸡骨草胶囊、护肝片、乙肝清热解毒颗粒，肝旺脾虚所致肋痛者不宜选用茵莲清肝合剂；肝阴不足所致肋痛者不宜选用利肝隆片；慢性肝炎非活动期，小便不黄，大便不干者不宜服用乙肝清热解毒颗粒；孕妇、婴幼儿、老年人及肾功能不全者不宜选择茵莲清肝合剂；寒湿型黄疸者不宜选用茵栀黄口服液和当飞利肝宁胶囊，忌用利肝隆片。

此外，选用护肝片降低血清谷丙转氨酶时，一般以1个月为一疗程，最多3个月，停药时应剂量递减，不可骤停。体质虚弱者不可过量服用或久用乙肝清热解毒颗粒。

5. 服用抗病毒性肝炎中成药时应注意什么?

服药抗病毒性肝炎中药时应注意：

⊕ 饮食宜清淡，忌食生冷油腻辛辣难消化的食品，以免加重病情。

⊕ 注意休息，避免劳累，保证充足的睡眠和适量的活动。

⊕ 注意加强营养，多食高蛋白质、低脂肪、高维生素类食物，如乳类、瘦肉类、豆制品类，及新鲜的瓜果、蔬菜等。

⊕ 不要饮酒，吸烟。

⊕ 要舒畅情志，忌忧思恼怒，防忧郁，以免加重病情。

⊕ 大部分抗病毒性肝炎药物的药性苦寒，脾胃虚寒者慎用，寒湿阴黄者忌用。

6. 治疗慢性肝炎时，如何结合化验结果提高疗效?

慢性肝炎的病机复杂，治疗原则应去邪、补虚、调理阴阳气血三结合。在中医辨证论治的基础上，结合现代医学的化验结果用药，有助于提高治疗效果。

⊕ 对于以谷丙转氨酶增高为主的病例，偏于湿热重者可选用垂盆草制剂，偏于肝肾虚者可选用五味子制剂，还可用肝炎灵注射液。当酶值降至正常后，应逐步减量，继续治疗2～3个月后停药，不可骤停，以免反跳。

⊕ 若为浊絮异常者，可适当选用当归丸、乌鸡白凤丸、河车大造丸等。

⊕ 对于乙型肝炎、HBsAg阳性者，可着重解毒、补肾。

⊕ 对于慢性活动性肝炎，应重视益气、养血、凉血、活血治则的应用。

⊕ 对于细胞免疫功能低下者可选用健脾、益气、补肾等扶正培本的中药。

⊕ 对于免疫球蛋白明显增高、体液免疫功能亢进，或有自身免疫现象，以及免疫复合物检测阳性的病例应重视凉血活血治则的应用。

⊕ 对于伴有血脂增高者可选用清肝利胆、化痰消积的中药如金钱草、草决明、山楂、泽泻等。

7. 治疗病毒性肝炎，药物能代替休息吗？

病毒性肝炎治疗时应将休息、营养和药物三者相结合，药物治疗时不注意休息和营养会导致疗效不佳。

⊕ **休息：** 急性肝炎的早期，应住院或就地隔离治疗并卧床休息；恢复期逐渐增加活动，但要避免过劳，以利康复。慢性肝炎活动期应适当休息，病情好转后应注意动静结合，不宜过劳。由急性肝炎或慢性肝炎转重者应卧床休息，住院治疗。

⊕ **营养：** 病毒性肝炎患者宜进食高蛋白质、低脂肪、高维生素类食物，碳水化合物摄取要适量，不可过多，以避免发生脂肪肝。恢复期要避免过量饮食，绝对禁酒，禁用含有酒精的饮料、营养品及药物。

目前认为，形成肝炎慢性化主要是由于病毒持续感染，因此，对慢性肝炎应重视抗病毒治疗。

预防措施与调护

1. 病毒性肝炎是如何传播的？

病毒性肝炎是一种传染性强，传播途径复杂，发病率高，流行面广的传染性疾病。目前病毒性肝炎病毒主要有甲、乙、丙、丁、戊五种类型。在目前已被确认的 5 种类型肝炎中，甲、戊型肝炎由消化道传播，主要通过日常生活接触和水、食物进行传播。乙、丙、丁型肝炎主要通过血液、母婴和性接触传播，或者共用生活用具等也可传播。

2. 如何预防病毒性肝炎？

预防病毒性肝炎，要做好管理传染源、切断传播途径、保护易感人群三个步骤。根据传播途径不同，病毒性肝炎的预防措施分为两部分。

⊕ 甲、戊型肝炎

⊕ 做好传染源的隔离，急性甲、戊型肝炎的隔离期为自发病日起 3 周。

⊕ 提高个人卫生水平，养成食前便后洗手的良好习惯，提倡分餐制，共用餐具要消毒，不要生食贝壳类水产。

⊕ 加强饮用水管理：自来水要按规程消毒，井水也要定期消毒，不喝不符合卫生标准的饮用水，饮用水最好煮沸。

⊕ 粪便管理：甲肝病人的粪便用一份 20% 的漂白粉澄清液与一份粪便拌匀放置 2 小时进行消毒，便器用 3% 的漂白粉澄清液浸泡 60 分钟。

⊕ 疫苗接种：对易感人群接种甲型肝炎疫苗有很好的免疫预防效果。目前尚无戊型肝炎疫苗特效预防。

⊕ 乙、丙、丁型肝炎

⊕ 乙、丙、丁型肝炎可以不定隔离期。

⊕ 防止血源传播：严格筛选献血员，保证血液和血制品质量，不输入未经严格检验的血液和血制品；不去街头拔牙、耳垂穿孔、纹身等。各种医疗及预防注射（包括皮试、卡介苗接种等）应实行一人一针一管，各种医疗器械及用具应实行一人一用一消毒（如采血针、针灸针、手术器械、划痕针、探针、各种内窥镜以及口腔科钻头等），尤其应严格对带血污染物的消毒处理。对血透析病房应加强卫生管理。对确诊及疑似病毒性肝炎病例进行医疗和预防注射时，应使用一次性注射器。

⊕ 阻断母婴传播，并且所有新生儿于出生 24 小时内注射乙型肝炎疫苗。

⊕ 防止性传播，采用适当的防护措施。

⊕ 防止生活接触传播：在集体聚餐实行分餐制，不与他人共用牙刷、剃须刀、茶具、面巾及其他理发、刮脸、修脚等用具。

⊕ 疫苗预防：接种乙肝疫苗是预防乙型肝炎最有效的措施。凡是没有感染过乙肝病毒的人，尤其是家中或周围密切接触的人中有乙肝病人或乙肝病毒携带者的人群均应接种乙肝疫苗。对接种疫苗后抗 -HBs 消失者可考虑加强免疫。

小贴士

1. 治疗肝炎，用药越多越有效吗？

大部分药物进入人体后，都要经过肝脏解毒、排泄。因此，乱吃药不仅浪费了钱，而且可能会损害肝脏。治疗肝炎时，一定不能轻信各类花样翻新的广告，听什么药好就吃什么药，不合理用药不仅治不了病，反而会影响治疗。

2. 乙型肝炎病毒携带者要注意什么？

乙型肝炎病毒携带者，即乙型肝炎表面抗原（HBsAg）携带者。多数乙型肝炎病毒携带者肝功能检查正常，身体无明显不适，处于与病毒"和平相处"的状态，属于无症状乙肝病毒携带者，他们可能既不发病也不影响寿命而平安度过一生。卫生部2008年公布数据显示：我国乙肝病毒携带者约为10%，高达9300万人。只有少数乙肝病毒携带者可能在多年后突然发病，成为乙肝患者。因此，乙肝病毒携带者不等于"乙型肝炎病人"，既不能谈之色变，但也不能掉以轻心。

乙型肝炎病毒携带者要注意事项包括：

1）定期复查及随访：乙肝病毒携带者平常身体没有明显不适，容易放松警惕，忽略复查和随访。其实，病毒携带者进展为发病状态，过程往往是隐匿的，自我感觉虽好，并不意味着肝脏没有问题。因此，建议每3～6个月应进行HBV DNA、ALT、AFP和B超检查。

2）保护肝脏：绝对戒酒，合理膳食，均衡营养，荤素搭配，少食肥甘厚味，多食一些水果、蔬菜、豆制品。

3）劳逸结合，乐观向上，增强体质，提高免疫。

4）切勿乱治：只要肝功检查正常，不要担心，一般不需用药。因为大部分药物都要通过肝脏代谢，都会加重肝脏负担，引起肝脏损害。

3. 肝炎治疗的误区有哪些？

误区一：HBsAg阳性就要吃药。我国成年人中乙型肝炎表面抗原（HBsAg）携带者高达10%，无症状的乙肝病毒携带者，并不影响其正常学习和工作，可以不进行药物治疗。

误区二：新药、贵药就是好药。目前，抗肝炎病毒药物多系进口，由于上市时间短，长期效果未知，新药、贵药不一定是好药。

误区三：偏方能够治大病。偏方治大病的说法在我国较为普遍，遇到疑难杂症，总有人会推荐使用偏方。其实偏方多出自民间，未经任何药监部门审核，也无批准使用文号。患者在不明真相的情况下，不可盲目使用。

误区四：治疗目的就是"阳转阴"。在不少患者的心目中，病毒性肝炎治疗的根本目的就是让病毒指标转阴。这一误解使患者四处寻找转阴良方，盲目用药，但用药后往往令人失望。

误区五：肝炎必向肝硬化、肝癌发展。肝硬化、肝癌与肝炎有关，但不是必然结果，最终发生肝癌的为少数，很大程度取决于机体免疫状况，免疫状况则与心情、情绪息息相关，因此正确认识乙肝。要放下包袱，不要为盲目转阴到处求医。在治疗的同时，要注意不要劳累，忌酒，并保持乐观向上的心情。

病毒性心肌炎

案例叙述

1. 李女士是一名30岁出头的留守农妇，除了照料一双儿女，还要白天耕种，晚上到村办工厂做工。一个多星期前，李女士感到有点发烧、头痛、流鼻涕，浑身肌肉都痛，像是"感冒"了。想着自己一双可爱的儿女和远在城市打工的丈夫，李女士随意吃了两片扑热息痛也没请假休息，仍然带病坚持每天大量劳动。有一天正在生产线上工作时，李女士突然感到心悸、乏力、胸闷、头晕，脸色惨白，吓坏了的工友们把李女士送到县医院后，做了多种检查，最终李女士被医生诊断为病毒性的心肌炎，接受了及时的治疗。事后医生连连称险，告诫工友们这"感冒"也不可轻视，有时可是会要人命的。

2. 25岁的小赵还是单身，"光棍节"约上三五个好友在路边摊吃烧烤喝啤酒，半夜气温骤降，几个年轻小伙儿也没有散去，继续吹牛喝酒，愣是折腾了一夜。结果第二天小赵开始恶心、呕吐、腹泻，就跟一起喝酒的好友抱怨路边摊烧烤不卫生。好友们都健康的很，反过来嘲笑小赵"酒量不行"、"身体虚"。一脸郁闷的小赵也以为是自己肠胃比较敏感，没在意。过了两天，小赵突然感到胸痛、心悸、头晕，最后竟晕倒在自己家里，好在小区隔壁就是市医院，经及时抢救，捡回了性命。在接受了心电图、心脏彩超和病毒学检查后，医生告诉小赵的家人，小赵很有可能是患了肠道病毒感染的暴发型病毒性心肌炎，可能导致的并发症急性心衰和心源性休克病死率极高，幸好小赵住的离医院很近，算是捡了条命回来。

病情分析

李女士的病毒性心肌炎继起于流感，患病后没有注意休息，仍旧进行大量体力劳动，仅进行了对症治疗，很可能由引起上呼吸道感染的病毒迁移导致病毒性心肌炎。发病症状表现为胸闷、心前区隐痛、心悸、气促等心脏受累的症状，有可能造成严重的、致命的并发症。所幸及时发现送医，接受病毒学诊断，对感染的病因进行了治疗，并顺利痊愈。

小赵的病毒性心肌炎很可能来自于不洁饮食造成的肠道病毒感染，但是真正几乎致小赵于死地的是本病的严重并发症。此病常发生的严重并发症包括心律失常、心力衰竭、心源性猝死及扩张型心肌病等，重症者均可危及生命，要引起足够的重视，在治疗病毒感染的同时，对于心脏功能的针对性治疗也是必不可少的。

病毒性心肌炎的中西医概述

病毒性心肌炎是一种与多种病毒感染有关的局限性或弥漫性的急性、亚急性或慢性炎症性心肌疾病，是最常见的感染性心肌炎。

本病的临床表现取决于患者的年龄、性别、感染病毒的类型、机体反应性以及病变范围等因素，轻重差异很大，且不特异，易造成误诊或漏诊。轻者几无症状而呈亚临床经过，或症状轻微；重者可出现心脏扩大、心功能不全、严重心律失常、休克等，甚至猝死。

近年来随着检测技术的提高，发现多种病毒可引起心肌炎，其发病率呈逐年增高趋势，是遍及全球的常见病和多发病。其临床症状具有轻重程度差异大，症状表现常缺少特异典型性的特点。约有半数患者在发病前（1～3周）有上呼吸道感染和消化道感染史，但感染的原病症状常轻重不同，有时常轻到易被患者所忽视，须仔细询问才被注意到。随后发生的病毒性心肌炎症状则多以心脏受累的症状为主，如胸闷、心前区隐痛、心悸、气促等。

中医认为病毒性心肌炎的病名根据不同临床表现，可归属于中医学的"温病"以及由"温病"引起的心悸、怔忡、胸痹等病证的范畴。病因主要是禀赋不足，正气虚弱，加上复感外邪，内舍于心。病机较为复杂，包括：

⊕ 温热毒邪由鼻咽或卫表而入，肺卫不宣而见恶寒发热、头痛身疼、咽痛咳嗽等症。

⊕ 热毒不解逆传心包而见胸闷、心痛；热毒犯心，损伤心气，烧灼心阴而致心气虚弱，心阴不足，心悸气短，头晕乏力，脉律不整；若病久不愈，阴损及阳，而见阴阳两虚之尿少水肿、心悸喘促等症。

⊕ 饮食不洁，湿毒之邪由口而入，蕴结肠胃，表现为发热、腹痛、泄泻、恶心呕吐、疲倦乏力等症；湿毒之邪上犯于心，表现为心悸气短，胸闷心痛，脉律不整等。

⊕ 热毒损气伤阴，而见气阴两虚之证；病久不愈亦可有阴阳两虚的见证，极少数还可引起心阳暴脱而死亡。因此本病病位在心，与肺、脾、肾有关，正气不足，邪毒侵心是发病的关键，正虚为本，热毒、湿毒、痰浊、瘀血为标，为本虚标实、虚实夹杂之病患。

本病严重时可发生心力衰竭及心源性休克，可见烦躁不安，面色苍白，皮肤花斑，四肢冷湿及末梢紫绀，心脏扩大，并发严重心律紊乱，脉微细欲绝等症状。中医认为属心阳虚弱，或心阳暴脱，宗气大泄。此时已有危及生命之虞，临床上必需中西医结合，予以抢救。

 1. 病毒性心肌炎的症状有哪些？

➕ 胸闷、心前区隐痛、心悸、气促等心脏受累的症状。

➕ 有一些病毒性心肌炎是以一种与心脏有关或无关的突出症状为主要或首发症状而就诊的，如心律失常、剧烈的胸痛、急性或严重心功能不全，也有因发热、少尿、昏厥等全身症状严重为主、心脏症状不明显而就诊的。

 2. 如何诊断病毒性心肌炎？

病毒性心肌炎的诊断必须建立在有心肌炎的证据和病毒感染的证据基础上。

📷 **病毒感染的证据**

➕ 有发热、腹泻或流感症状，发生后不久出现心脏症状或心电图变化。

➕ 血清病毒中和抗体测定阳性结果。

➕ 咽、肛拭病毒分离，如阳性有辅助意义，有些正常人也可阳性，其意义须与阳性中和抗体测定结果相结合。

➕ 用聚合酶链反应法从粪便、血清或心肌组织中检出病毒 RNA。

➕ 心肌活检：用取得的活组织作病毒检测。

📷 **心肌病变的体现**

➕ 在上呼吸道感染、腹泻等病毒感染后 1 ~ 3 周内或急性期中出现心脏表现，如严重乏力（心排血量降低）、第一心音明显减弱、舒张期奔马律、心包摩擦音、心脏扩大、充血性心力衰竭或阿 - 斯综合征等。

➕ 上述感染后 1 ~ 3 周内或与发病同时新出现的各种心律失常和（或）心电图异常而在未服抗心律失常药物前出现房室传导阻滞、多源、成对室性早搏等心电图改变者。

 3. 西医如何治疗病毒性心肌炎？

西医对心肌炎的药物治疗针对两方面：病毒感染和心肌炎症。

➕ **改善心肌细胞营养与代谢药物**：该类药物包括维生素 C、维生素 B、辅酶 A 或肌苷等。

➕ **肾上腺皮质激素**：一般认为，肾上腺皮质激素（简称激素）对急性病毒感染应属禁忌，因为激素可抑制干扰素的合成，促进病毒繁殖和炎症扩散，但临床上也有应用激素治疗有效的病例报告。目前多数学者主张病毒性心肌炎急性期，尤其是最初 2 周内，病情并非危急者不用激素。

➕ **抗生素**：抗生素无杀灭病毒作用，但多主张使用广谱抗生素，防止继发性细菌感染，这是因为后者常是诱发病毒感染的条件，尤其是流行性感冒、柯萨奇及腮腺炎病毒的感染。

➕ **抗病毒药物**：目前各种抗病毒药物的疗效均不够理想，该类药物能否进入心肌细胞杀灭病毒尚有疑问，何况病毒性心肌炎主要与免疫变态反应有关。

➕ **其他药物**：其他控制心力衰竭和抢救心源性休克的药物。

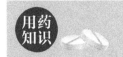

 1. 中医药对病毒性心肌炎的辨证有什么看法？

中医对病毒性心肌炎的证候分型如下。

➕ **邪毒犯心**：症见发热不退，或不发热，咽红流涕，咳嗽有痰，或大便稀薄，肌痛肢楚，心悸气短，胸闷胸痛，舌质红，苔黄，脉滑数或结代。证候分析：风热邪毒客于肺卫，邪正相争，故发热。邪毒入里，内舍于心，心脉受损，故心悸气短，脉滑数或结代。风邪束表，肺气失宣，故咽红流涕，咳嗽有痰等。肺与大肠相表里，大肠传化失司，故大便稀薄。舌质红，苔黄，为邪毒已经化热。

➕ **痰瘀互阻**：症见头晕心悸，胸闷气短，胸痛叹息，时欲呕恶，咳嗽有痰，甚至咳喘不能平卧，舌质微紫，苔白腻，脉滑或结代。证候分析：病情迁延，心肌受损，病及肺脾，痰浊内生，停于心下，故咳嗽有痰，头晕心悸，苔白腻。胸阳失于舒展，气机不畅则胸闷气短。气滞血瘀，心脉痹阻，则胸痛，舌质微紫。

➕ **心气不足**：症见心悸不安，面色欠华，头晕目眩，气短乏力，动则汗出，夜寐不宁，舌少苔或呈剥苔，脉细数无力或有结代。证候分析：病久心气不足，心阴受损，心失所养，故心悸不安，气短乏力，脉细无力或结代，舌少苔或剥苔。心生血，心之气阴不足，气血受损，不能荣于面，灌于脑，故面色欠华，头晕目眩。气虚表卫不固，故动则汗出。入夜心脉时有悸动，故夜寐不宁。

⊕ 正虚邪恋：症见神疲乏力，心悸气短，时有低热，面黄纳呆，自汗盗汗，易患感冒，舌质偏红，苔薄白，脉细软，时有结代。证候分析：正虚邪恋，故时有低热。心气不足，阴血已损，则心悸气短，舌质偏红，脉细软或结代。气阴不足，固摄无力则自汗盗汗。气虚卫外不固，腠理空疏，易受外邪，故反复感冒。

2. 生脉饮如何治疗病毒性心肌炎？

生脉饮的主要成分为人参、麦冬、五味子。为黄棕色至淡红棕色的澄清液体，久置可有微量浑浊；气香，味酸甜、微苦。功效为益气复脉，养阴生津。用于气阴两亏，心悸气短，脉微自汗。

药理学研究证明本品有保护心肌、提高细胞免疫、抗肺纤维化、保护红细胞膜、抗氧自由基、促进生长发育和学习记忆等多种药理作用。

以中药组方原理来看，方中以人参为君药，味甘性平，归脾、肺二经，能补脾益肺，健运中气，鼓舞清阳，生津止渴。臣以麦冬，甘寒质润，入肺、胃、心经，养阴生津，清心除烦，与人参合用，可使气旺津生，脉气得复。以五味子敛肺宁心，止汗生津，用为佐药。三药配合一补、一清、一敛，共奏益气复脉，养阴生津之功。

病毒性心肌炎患者，邪毒侵心日久，灼伤心阴，损及心气，心失所养，则心悸怔忡；气不运血，心血迟滞，则胸闷气短；气阴两虚，虚热内迫，则身倦乏力，五心烦热自汗盗汗；舌红少津，苔薄，脉细弱或结代，均为心之气阴两虚之征。此时就可选用生脉饮。

3. 使用生脉饮有哪些注意事项？

⊕ 生脉饮为治虚证的补益方剂，对有实证及暑热等病，热邪尚感者，咳而尚有表证未解者禁用。

⊕ 糖尿病患者及高血压、心脏病、肝病、肾病等慢性病严重者应在医师指导下服用。

⊕ 儿童、孕妇、哺乳期妇女应在医师指导下服用。

➕ 心悸气短严重者应去医院就诊。

➕ 服药 4 周症状无缓解，应去医院就诊。

4. 如何使用玉屏风散颗粒治疗病毒性心肌炎？

玉屏风散颗粒主要成分为黄芪，白术（炒），防风。为棕色或棕红色的颗粒；味涩而后甘。功能主治：益气，固表，止汗。用于表虚不固，自汗恶风，面色㿠白，或体虚易感风邪者。用法用量：开水冲服，一次 5g，一日 3 次。玉屏风口服液用量：口服，一次 10ml，一日 3 次。

5. 服用玉屏风散颗粒有哪些注意事项？

➕ 避风寒，忌生冷、油腻食物。

➕ 本品重在益气固表止汗，专治表虚卫阳不固而致自汗。

➕ 按照用法用量服用，小儿、孕妇、高血压、糖尿病患者应在医师指导下服用。

➕ 服药二周或服药期间症状无明显改善，或症状加重者，应立即停药并去医院就诊。

6. 荣心丸治疗病毒性心肌炎有何功效特点？有无不良反应？

荣心丸主要成分包括玉竹、五味子、丹参、降香、山楂、蓼大青叶、苦参、炙甘草，为棕褐色的蜜丸，气芳香，味微甘、苦。

功效益气养阴，活血化瘀，清热解毒，强心复脉，用于气阴两虚或气阴两虚兼心脉瘀阻所致的胸闷、心悸、气短、乏力、头晕、多汗、心前区不适或疼痛；病毒性心肌炎见上述证候者；对心肌病、心肌损伤、心律失常、反复呼吸道感染、早期复极综合征等亦有效。

对于规格为 1.5g/丸的荣心丸，其用法用量为：口服，儿童 1-3 岁一次 2 丸，3-6 岁一次 3 丸，6 岁以上一次 4 丸，一日 3 次；成人一次 6 丸，一日 3 次，或遵医嘱。

不良反应较少见，偶见纳差（食欲不佳），恶心，及过敏者，一般不影响继续治疗。

7. 荣心丸的组方机理是什么？

方中玉竹养阴生津，五味子补益心气宁安心神，二药共达益气养阴，宁心安神止悸之功，为君药。丹参、降香、山楂，清心安神，活血化瘀，理气止痛，为臣药。蓼大青叶清热凉血解毒，苦参清热解毒止悸，以驱除热毒之邪，为佐药。炙甘草益气解毒，且缓和上药苦寒之性，为佐使药。诸药合用，共奏益气养阴，活血解毒之功。

 ## 8. 以上介绍的三种药物有什么区别？

生脉饮用人参补脾益肺、健运中气，用麦冬养阴生津，用五味子敛汗生津，合用起补中气，复血脉的作用，属补益药。而玉屏风散颗粒则用黄芪实卫固表，用白术健脾益气，防风解表御邪，合用实现补卫气，止汗御邪的目的，属固涩药。荣心丸则用益气养阴、宁心安神的君药，佐以安神、活血、清热解毒药，相比较增加了活血化瘀、清热解毒的功效，属益气安神药。

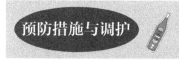

预防措施与调护

 ## 1. 如何预防病毒性心肌炎？

研究表明，肠道感染及上呼吸道感染与病毒性心肌炎关系已较明确，因此应积极预防，注重增强体质，提高机体免疫力。肠道病毒中柯萨奇 B 组病毒 (CVB) 与心肌疾病关系最为密切，因此，CVB 疫苗对预防病毒性心肌炎有重要的意义。灭活疫苗、合成多肽疫苗、基因工程疫苗、DNA 疫苗的研究和应用，将对预防病毒性心肌炎的发生有重要意义。病毒感染后，仍持续紧张、过度劳累、从事重体力劳动与剧烈运动，易发生病毒性心肌炎。此外，营养不良也是诱因。

2. 病毒性心肌炎治疗结束后还要注意哪些问题？

卧床休息是减轻心脏负荷的最好方法，也是病毒性心肌炎急性期的重要治疗措施。休息可使心肌炎患者心率、血压等降低，一般常规全休 3 个月，半休 3 个月左右。重症心肌炎应严格卧床休息至体温正常，心电图及胸部 X 线变化恢复正常再逐步起床活动。以后如无症状，可逐步恢复正常工作与学习，但仍应注意不要劳累，1年内不能从事体力劳动与运动。此外，要注意合理饮食，多食新鲜蔬菜、水果，保证营养平衡。要保证有足够的睡眠与休息，避免感冒，否则易复发。反复发作可转变为慢性心肌炎、心肌病，危害终身。

3. 病毒性心肌炎患者饮食需要注意哪些方面？

心肌炎患者在饮食上没有过多的忌口，但要视身体状况逐渐的进行温补。温补指食性温热的食物，如牛肉、羊肉、黄鳝、甜食、红枣、桂圆、荔枝以及葱姜辛辣的食品等。体弱多病怕冷的女性常吃这类食品可帮助升火，改善怕冷的感觉，从而增强体质。患有心肌炎、冠心病者，宜服一些人参粉，可以安神强心，降压通脉。饮食原则包括：

➕ 有营养易消化：病毒性心肌炎患者要调补气血；饮食清淡易消化低脂肪高蛋白之品。

➕ 须少食多餐，不宜进食过饱，尤其晚餐，以免增加心肌负担，可选用莲子、大枣、山药、桂圆、甲鱼等。黄梅天气，病人往往症状明显，可以沙参加玫瑰花，老鸭汤。

➕ 要多吃富含维生素 B，维生素 C 之品，多吃新鲜蔬菜水果。可用一些食疗，如黄芪加红枣、百合加玉米须、莲子猪心汤等。

➕ 避免油腻刺激性食品，特别是急性期禁食刺激性食物，如咖啡、辣椒。多食用纤维之品。

➕ 心肌炎病人尽量保持大便通畅，所以多进食粗纤维之品。

小贴士

1. 小儿心肌炎有什么表现特点呢？

早搏是病毒性心肌炎的表现形式之一。多数孩子无不适，作心电图检查才被证实。若孩子情况良好，心脏没有扩大，心脏功能也正常，可以暂时不予药物治疗，早搏会慢慢减少和消失，但必须注意儿童的休息和营养。

心脏传导阻滞是病毒损害了心脏的传导系统，使心脏起跳的激动在心脏不同部位不能正常地传送。轻者可以没有任何表现，只是在做心电图检查时才被发现；重者心跳节律变慢或不规则。若每分钟的心跳次数少于40次，患儿会发生脑缺血，引起全身抽搐，甚至心跳突然停止。这类危重的心肌炎需住院紧急治疗。

心力衰竭是严重心肌炎的表现。患儿有心脏扩大，心肌收缩力减退，使心脏不能有效地起到血泵的作用，从而使全身组织的供氧不能满足正常的需要。此时患儿可出现气急、面色苍白、心跳加快、脉搏微弱、不能平卧等症状。若不及时送医院治疗，会危及患儿的生命。

2. 心肌炎易与哪些疾病混淆出现?

1) 原发性心内膜弹力纤维增生症: 相似之处为心脏扩大, 反复出现心力衰竭, 可见心源性休克。但本病多发生在 6 个月以下的小婴儿。心内膜弹力纤维大量增生及心肌变性等病变累及整个心脏。心电图及超声心动图检查均显示左室肥厚为主。临床表现为反复发作的左心衰竭症状, 心脏肥大, 心音减弱, 无杂音或有轻度收缩期杂音。无病毒感染的病史或症状, 无病毒性心肌炎的实验室检查改变。

2) 中毒性心肌炎: 有严重感染或药物中毒史。常并发于重症肺炎、伤寒、败血症、白喉、猩红热等疾病, 常随原发病感染症状好转而逐渐恢复。使用吐根碱、锑剂等可引起心肌炎, 随药物的减量或停用而逐渐好转或恢复。

3) 风湿性心脏炎: 有反复呼吸道感染史。风湿活动的症候如高热, 多发性游走性大关节炎, 环形红斑及皮下小结等。有瓣膜病变时出现二尖瓣区收缩期和 / 或舒张期杂音。实验室检查可见血沉增快, C- 反应蛋白阳性, 黏蛋白增高及抗溶血性链球菌 "O", 链球菌激酶效价增高与咽拭子培养阳性等链球菌感染的证据。

4) 克山病: 相似点为心脏扩大、心律紊乱、出现心力衰竭或心源性休克。但克山病有地方性, 发病常在某一流行地区, 有多发季节如东北冬春季, 西南夏季为多及年龄物点如东北青年妇女, 西南 2 ~ 5 岁患儿。心电图上以 ST-T 改变, 右束支传导阻滞、低电压者为多见; 心律失常心律多变、快变, 心率明显增快或减慢为特点。X 线检查心脏扩大较显著, 搏动显著减弱, 控制心力衰竭后不能回缩至正常。急性期过后多数变为慢性。有时可因心脏中附壁血栓脱落而引起脑栓塞, 发生抽搐或偏瘫。

3. 病毒性心肌炎的并发症有哪些?

本病常发生心律失常、心力衰竭、心脏性猝死及扩张型心肌病等并发症, 重症者可危及生命。

1) 心律失常: 病毒性心肌炎 90% 的患者以心律失常为首发症状, 其中以室性心律失常为主占 70%, 严重者可发生高度房室传导阻滞, 甚至室速、室颤。

2) 心力衰竭: 重症急性心肌炎由于心肌受病毒侵害的范围广, 心肌细胞损害严重, 常常出现心脏扩大, 充血性心力衰竭, 甚至心源性休克, 有时快速型心律失常也可导致心力衰竭, 严重者可致死 (10% ~ 20%)。

3) 心脏性猝死: 病毒性心肌炎所致的心脏性猝死, 病因包括心律失常、心力衰竭、心源性休克。很多猝死的患者生前并没有明显的心肌炎表现, 只是在尸检时发现有病毒性心肌炎的存在。国内报道病毒性心肌炎暴发流行时, 心脏猝死可达 23.6%。

4) 扩张型心肌病: 病毒性心肌炎慢性迁延, 可发展成为扩张型心肌病, 表现为心室扩大, 以左室扩大为主, 或出现左右心室扩大, 心室收缩功能下降, 出现心力衰竭和各种心律失常。

妇科炎症

案例叙述

1. 26 岁的曾女士是一家公司的文员，工作繁忙。前段时间开始感觉阴部不舒服，起初有点痒，后来白带开始增多，有异味，且呈豆腐渣样，阴部奇痒难耐，有灼痛感，严重时坐立不安。忍耐了几天后，曾女士觉得已经无法正常工作，赶紧到医院妇科就诊，医生根据她的病情描述和妇科检查，诊断为霉菌性阴道炎。

2. 刘女士，28 岁，有一个 5 个月大的宝宝。她最近觉得下腹有疼痛感，并且还会时常伴有浓稠的白带。因工作繁忙，回家还要照顾孩子，起初，刘女士以为是太累了，于是吃了些补品，本以为会尽快恢复，可疼痛不但不见好转，反而更加严重。近期还出现了尿频、尿急的现象，并且白带增多且成黏稠状或脓性，甚至有血性白带，同房后也有出血现象。到医院妇科检查，医生诊断她患了宫颈炎。

3. 周女士一年前曾行人流术，术后当晚腹痛，出血量多，经对症治疗后好转。之后的每次经期，都会感觉下腹部坠胀疼痛，并伴腰膝酸软。半年前进行了避孕环放置术，下腹坠胀和腰痛症状加重，白带量多色白挟血丝，月经淋漓时间长达 1 月不净。曾以"子宫内膜炎"口服消炎止血药治疗，治疗后月经周期基本正常，但仍偶尔感觉下腹疼痛。近两月，周女士感觉下腹部坠胀疼痛有所加剧，且有灼热感，白带量多色黄有秽味，月经两月未来潮。经医生检查，发现阴道潮红，有脓性分泌物，宫颈糜烂，诊断她为慢性盆腔炎急性发作。

病情分析

曾女士由于其文员的工作性质，导致经常于电脑前久坐，长期缺乏锻炼；且年轻女性爱美，喜欢穿紧身衣裤。病原菌入侵后，因机体免疫力下降，湿热环境有利于病原菌的生长，从而诱发炎症。霉菌性阴道炎最常见的症状是白带多，呈豆腐渣样，外阴及阴道灼热瘙痒。

产后宫颈炎是女性分娩后常见的一种妇科病症，有急性和慢性两种。白带增多是宫颈炎最常见的，有时甚至是唯一的症状，白带呈黏稠的黏液或脓性黏液，有时可伴有血丝或夹有血丝，常伴有腰酸及下腹坠痛。有时外阴受炎症分泌物的刺激而有瘙痒、灼热感以及排尿症状如尿频、尿急。少数患者有性交痛、体温升高等症状。

周女士行人流术后，因宫腔操作导致宫腔感染，出现腹痛症状，药物治疗后有好转。她下腹坠胀疼痛，伴有腰痛，符合盆腔炎症状。下腹疼痛、腰骶部酸痛，通常会在劳累、性交后、月经前后加剧。由于慢性炎症而导致盆腔淤血、月经过多，卵巢功能损害时会出现月经失调，故周女士两月未来月经。

妇科炎症的中西医概述

妇科炎症是女性比较常发的一类疾病，临床中主要分为急性炎症与慢性炎症。其病因主要是因为化学刺激、物理损伤、生物源性污染及生理因素等引起。西医学认为，正常阴道内有多种细菌存在，但由于阴道与这些细菌之间形成生态平衡并不致病，当阴道、宫颈的自然防御功能受到损伤，可导致疾病的发生。

中医学中称之为"带下病"，虚证多属"非炎性带下病"，实证多属"炎性带下病"。带下量明显增多，或极少，或色、质、气味异常，而非生殖器炎症所致者，称为非炎性带下病。炎性带下病表现为黄带或赤白带，即带下颜色变黄，或带下赤白相间。多见于西医学女性生殖器官炎症，如阴道炎、宫颈炎、子宫内膜炎、盆腔炎等。多有白带量、色、质、气味的异常，白带实验室检查可见病原体，均归于炎性带下病范畴。

中医学认为炎性带下病的主要病机是外感热毒之邪，或秽浊郁遏化毒生虫，伤及任带，任脉失固，带脉失约，导致带下量多，色质气味异常。非炎性带下病在有外邪入侵后，可转为炎性带下病。

1. 常见的几种妇科炎症有哪些?

临床常见的妇科炎症包括外阴炎、阴道炎、宫颈炎和盆腔炎等。其中，阴道炎、宫颈炎和盆腔炎最为常见。

2. 什么情况下容易得妇科炎症?

有以下情况者容易得妇科炎症:

➕ 经期不注意卫生:使用不洁卫生垫，经期性生活等。

⊕ 宫腔手术操作消毒不严。

⊕ 人流、分娩等妇科手术对宫颈及阴道造成损伤，引发感染。

⊕ 女性外阴和阴部黏膜是参与性活动的重要器官，性生活会对局部组织产生损伤或交叉感染。

⊕ 感染传播疾病：不洁性生活、性交过频导致病原体的入侵。

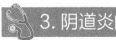 **3. 阴道炎的分类？**

阴道炎按照感染病原体的种类不同，分为细菌性阴道炎、霉菌性阴道炎和滴虫性阴道炎。没有某种特定病原体感染而引起的阴部炎症，称为非特异性阴道炎。除此外，因中老年妇女绝经后，其卵巢功能衰退，雌激素水平下降，阴道局部抵抗力减弱，致病菌入侵繁殖可引起老年性阴道炎。

 4. 几种常见阴道炎的典型症状及危害？

📷 **细菌性阴道炎**

症状： 主要表现为白带增多，灰白色，稀薄，呈泡沫状。阴道黏膜充血，散见出血点，外阴瘙痒并有灼痛感，阴部恶臭。

危害： 诱发生殖器感染，盆腔炎、肾周炎、性交痛等。

📷 **霉菌性阴道炎**

症状： 外阴瘙痒，外阴及阴道灼痛，白带增多呈豆腐渣样，有时伴有尿频、尿急、尿痛、性交痛，妇科检查时可见小阴唇内侧及阴道黏膜上附着白色膜状物，擦除后露出红肿黏膜面，急性期可见受损的糜烂面或表浅溃疡。

危害： 不易根治，易反复，引发早产、胎儿感染畸形等。

📷 **滴虫性阴道炎**

症状： 主要表现为白带增多，呈乳白色或黄色，有时为脓性白带，常呈泡沫状，有臭味，严重者有血性白带，尿痛、尿频、血尿。

危害： 可并发滴虫性尿道炎、膀胱炎、肾盂炎，由于滴虫能吞噬精子，可引起不孕症，影响性生活等。

📷 **非特异性阴道炎**

症状： 阴道有下坠感，灼热，伴盆腔不适及全身乏力。阴道分泌物增多，呈脓性、浆液性，有臭味。由于分泌物刺激尿道口，可引起尿频、尿急、尿痛。

危害：引发阴道粘连，阴道积脓或宫腔积脓，易引起盆腔炎，胎膜早破和绒毛膜羊膜炎等。

 老年性阴道炎

症状：白带增多，色黄，呈水状，严重时呈脓性，有臭味，有时可有血性或伴点滴出血，外阴有瘙痒或灼热感，干痛，下腹部坠胀，波及尿道时，有尿频、尿急、尿痛等。

危害：引发阴道粘连，阴道积脓或宫腔积脓。

5. 外阴炎和阴道炎的区别?

 部位的区别

外阴炎是外阴的皮肤或黏膜所发生的炎症病变，而阴道炎是阴道黏膜及黏膜下结缔组织的炎症。外阴炎主要发于女性的外生殖器，也就是生殖器的外露部分。而阴道炎主要发于阴道内，细菌侵入阴道，破坏阴道的抵御能力，从而引起炎症。

 症状的区别

外阴炎的症状主要有：外阴皮肤瘙痒、烧灼感和疼痛,在活动、性交和排尿后加重。急性期红肿、充血、有抓痕。慢性炎症有痛痒、外阴发生开裂、苔藓化。有些患者小阴唇内侧肿胀、充血、糜烂和成片湿疹。

而阴道炎的症状主要是白带的颜色、气味、分泌量发生改变,阴道灼热感、瘙痒等。

6. 宫颈炎有哪些症状?

子宫颈炎，简称宫颈炎，是常见的一种女性生殖器官炎症，约占已婚妇女的半数以上。分为急性宫颈炎和慢性宫颈炎两种，临床上以慢性宫颈炎为多见。

急性宫颈炎的症状：白带增多，呈脓性，伴腰痛，下腹不适。

慢性宫颈炎的症状：白带多，呈浮白色，黏液状或白带中夹有血丝，或性交出血，伴外阴瘙痒，腰骶部疼痛，下腹坠痛，经期加重。此外，常有下泌尿道症状，如尿急、尿频、尿痛等。妇检可见宫颈有不同程度糜烂、肥大、充血、水肿，有时质较硬，有时可见息肉、裂伤及宫颈腺囊肿。

7. 宫颈炎有哪些危害?

宫颈炎的主要危害:

➕ 增大癌变几率。

➕ 易导致并发症:当宫颈炎患者出现宫颈糜烂后,会造成其他器官的炎症,如:病原体上行造成子宫内膜炎;通过宫旁韧带、淋巴管蔓延引起慢性盆腔炎;当炎症波及膀胱三角区,可引起泌尿系统的疾病而出现尿痛、尿频或排尿困难等刺激症状。

➕ 可引发更深度的病变,由于慢性宫颈炎症的长期刺激,可造成息肉、裂伤、外翻及囊肿等更深度病症。

➕ 可导致流产:宫颈炎使组织变化,弹性下降,会使产程不顺利;严重的宫颈炎还会影响性生活。

➕ 引起不孕:宫颈炎若得不到有效治疗,很容易转变成为宫颈糜烂。发生中度、重度宫颈糜烂时,宫颈分泌物会明显增多,质地黏稠,并有大量白细胞,这种宫颈黏稠脓性分泌物不利于精子的穿透,影响受孕,严重者可造成不孕。

 ## 8. 什么是盆腔炎?

盆腔炎是指女性内生殖器官(子宫体、输卵管、卵巢)及盆腔腹膜与子宫周围的结缔组织(又称蜂窝组织)发生的急、慢性炎症。常见致病菌为葡萄球菌、链球菌、大肠杆菌、厌氧菌及性传播病原体,如淋菌、支原体、衣原体等。经淋巴、血行或直接蔓延至盆腔而引起。根据发病部位的不同,可分为子宫内膜炎、输卵管卵巢炎、盆腔腹膜炎、盆腔结缔组织炎等。其中,以输卵管炎、输卵管卵巢炎最为常见,又称为附件炎。

 ## 9. 如何根据症状判断是否患有盆腔炎?

➕ **急性盆腔炎的症状**

急性盆腔炎是指女性内生殖器及其周围结缔组织、盆腔腹膜发生的急性炎症,可局限于一个部位,也可几个部位同时发病。主要表现为发热,下腹疼痛拒按,白带量多,呈脓性。可伴乏力,腰痛,月经失调。病情严重者为可见高热、寒战、头痛、食欲不振。如有腹膜炎则出现恶心、呕吐、腹胀等消化系统症状。如有脓肿形成,位于前方可出现膀胱刺激症状,如尿频、尿急、尿痛;位于后方可出现直肠刺激症状,如里急后重、肛门坠胀、腹泻和排便困难等。出现脓毒血症时，常伴有其他部位脓肿病灶。

慢性盆腔炎的症状

慢性盆腔炎的范围主要局限于输卵管、卵巢、和盆腔结缔组织。有时低热，易感疲劳，部分病人由于病程长而出现神经衰弱症状，如失眠、精神不振、周身不适等。下腹部坠胀、疼痛及腰骶部酸痛，常在劳累、性交后、月经前后加剧。由于慢性炎症而导致盆腔淤血、月经过多，卵巢功能损害时会出现月经失调，输卵管粘连阻塞时会导致不孕症。

10. 盆腔炎有哪些危害？

导致宫外孕

慢性盆腔炎多为双侧输卵管炎，久而久之使输卵管粘连堵塞，管腔变窄或闭锁，导致受精卵无法着床于宫腔而形成宫外孕。

导致不孕

盆腔炎的发生往往累及双侧输卵管，造成管腔粘连、甚至完全阻塞，使卵子、精子或受精卵的通行发生障碍，导致不孕。

影响夫妻生活

盆腔炎常常反复发作、经久不愈，给患者造成焦虑、烦躁、忧郁等不良情绪，继发性冷淡、性厌恶，影响夫妻生活。

1. 中医药如何治疗妇科炎症？

妇科炎症在中医学上被称为"带下病"，不少研究者用中医药治疗带下病取得较好疗效，特别是以中医学湿热湿毒的理、方、药治疗多种阴道炎有一定优势。

中医认为炎性带下病的主要病因病机是外感热毒之邪，首先应辨明湿热或湿毒或本虚标实之证再行治疗。如，辨别带下（西医"白带"）的量、色、质及气味，若带下量多，黄绿色、灰黄色或黄白色，或赤白相间，质清稀或黏稠，或呈豆渣样，有臭秽气，或鱼腥臭、腐臭气，属湿热、湿毒证。其次检查外阴，若阴道红肿疼痛属湿热（毒）证，红肿不明显、触痛，多为虚中夹热证。还要看其起病的诱因是什么，如经行产后不节房事，或浴具、内裤、月经垫不洁，或多次人流、引产，或性生活过频、紊乱。此外，还应注意素体有无肾虚、脾虚或肝郁等。

根据临床表现的不同将带下病分为湿热（毒）证、脾虚湿热、肾虚湿热等不同证型，分别予以杀虫止痒、疏肝清热、健脾除湿、除湿杀虫、健脾、清热，以及清热除湿、益肾滋阴等不同治法。

通常多采用局部用药以除去病因，以清热解毒、杀虫止痒为主，采用熏洗、冲洗或阴道纳药等方法，清热杀虫除菌去秽。内服方药治疗按照"审因论治"的原则，湿热者予以清热利湿；肝郁者予以疏肝清热；若兼有脾虚或肾虚者应标本兼顾，扶正祛邪。

 ## 2. 治疗妇科炎症的中成药有哪些？

以阴道炎、宫颈炎和盆腔炎几种常见的妇科炎症为例，口服中成药制剂可选择妇科千金片（胶囊）、抗宫炎片（胶囊）、金鸡颗粒（片、胶囊）、花红颗粒（片、胶囊）、千金止带丸、白带丸、除湿白带丸等非处方药，以及金刚藤糖浆（胶囊）、妇乐颗粒（片、冲剂、胶囊）、妇炎康片等处方药，外用中成药制剂多为处方药，如妇炎平胶囊、保妇康栓、消糜栓、康妇消炎栓、康妇凝胶、康妇软膏、康妇灵胶囊、复方莪术油栓及参柏洗液等。此外，洁尔阴洗液等非处方外用制剂也可用于妇科炎症的辅助治疗。

 ## 3. 口服治疗妇科炎症的中成药制剂要注意什么？

通常在服用抗宫炎片等治疗妇科炎症的中成药制剂时，应忌辛辣、生冷、油腻食物。有高血压、心脏病、肝病、糖尿病、肾病等慢性病严重者，以及少女和绝经后患者均应在医师指导下服用。伴有赤带或腹痛较重者应及时去医院就诊；服药1～2周症状无改善，也应到医院诊治。

 ## 4. 霉菌性阴道炎如何选择中成药制剂？

霉菌性阴道炎主要是由于气血亏虚，湿热下注所致，一般药物很难根治，通常采用外治局部用药法。可供选择的外用中成药制剂有保妇康栓（泡沫剂）、妇炎平胶囊、消糜栓、红核妇洁洗液和洁尔阴洗液（泡腾片）等。

保妇康栓行气破瘀，生肌止痛，用于湿热瘀滞所致的带下病，因所含莪术油有行气破血的功效，因此孕妇忌用，尽管可用于妊娠期患者，但妊娠12周内禁用。该药临床应用20多年，仅有3例高龄老年性阴道炎患者用药后发热的报导，减量或停药后自行消失。过敏体质者慎用。

妇炎平胶囊和消糜栓都能清热解毒，燥湿杀虫，前者还可止带、止痒，后者可以祛腐生肌。洁尔阴泡腾片因含有黄芩、黄柏等苦寒药物，寒湿所致带下患者慎用。

红核妇洁洗液和洁尔阴洗液在阴道上药的同时，可予局部冲洗以加强疗效。洁尔阴洗液可能发生接触性皮炎的不良反应，勿接触眼睛、口腔等黏膜处。皮肤破溃处禁用。

上述药物均应在月经期至经净3天内停用。除局部用药外，还需注意，若有糖尿病应给予积极治疗，及时停用广谱抗生素、雌激素及皮质类固醇激素等药物。

5. 妇炎平胶囊如何治疗外阴、阴道炎？

需要注意的是，妇炎平胶囊不是口服制剂，而是外用制剂，切忌内服。其主要成分是苦参、蛇床子、苦木、冰片、薄荷脑、硼酸、珍珠层粉、盐酸小檗碱、枯矾等。功效清热解毒，燥湿止带，杀虫止痒。用于湿热下注，带脉失约，赤白带下，阴痒阴肿；以及滴虫、霉菌、细菌引起的阴道炎、外阴炎等。睡前洗净阴部，置胶囊于阴道深处，如放置过浅会影响疗效，一次2粒，一日1次。用药期间，饮食宜清淡，忌食辛辣、厚味之品；脾肾阳虚所致带下慎用；孕妇忌用。月经前至经净3天内停用。

6. 有哪些中成药可以治疗宫颈炎？

抗宫炎片（胶囊）、妇科千金片和康妇灵胶囊可用于治疗宫颈炎。

🔵 **抗宫炎片（胶囊）**：清湿热，止带下，用于因慢性宫颈炎引起的湿热下注，赤白带下，宫颈糜烂，出血等症；寒湿带下者慎用，口服偶有头昏、头晕、恶心，停药后消失。

🔵 **妇科千金片**：清热除湿，益气化瘀，用于湿热瘀阻所致的带下病、腹痛，症见带下量多、色黄质稠、臭秽，小腹疼痛，腰骶酸痛，神疲乏力；慢性盆腔炎、子宫内膜炎、慢性宫颈炎见上述证候者；可能产生胃脘不适、皮疹、腹胀及腹泻等不良反应。

⊕ **康妇灵胶囊**：主要成分是杠板归、苦参、黄柏、鸡血藤、益母草、红花龙胆、土茯苓、当归，清热燥湿，活血化瘀，调经止带，用于宫颈炎、阴道炎、月经不调、赤白带下，痛经，附件炎等。

这些药物孕妇及哺乳期妇女均应慎用或忌服。

7. 可以治疗盆腔炎、附件炎的中成药有哪些？需要注意些什么？

慢性盆腔炎以湿热型居多，治则以清热利湿、活血化瘀为主。妇炎康片、千金止带丸、妇科千金片、宫炎平片、金刚藤糖浆、金鸡胶囊（颗粒、片）、妇乐颗粒、花红颗粒(片)、妇宝颗粒、盆炎净颗粒等中成药制剂均可用于盆腔炎、附件炎的治疗。

需要注意的是，寒凝血瘀者忌用妇科千金片；血虚腹痛及寒湿带下者慎用宫炎平片、金刚藤糖浆和金鸡胶囊（颗粒、片）；气血虚弱、脾肾阳虚者慎用妇炎康片；脾肾阳虚、带下量多者不宜使用盆炎净颗粒，体虚明显者也不宜单独使用盆炎净颗粒；气血虚弱所致腹痛、带下者慎用妇乐颗粒和花红颗粒（片）；虚寒腹痛和湿热带下者慎用妇宝颗粒。上述药物孕妇均应忌用。饮食宜营养丰富，同时应清淡，忌食生冷、辛辣食物。

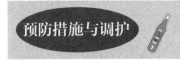
预防措施与调护

1. 如何预防妇科炎症？

⊕ 合理膳食：俗话说民以食为天，爱美女性尤其应该注意营养均衡，不能把减肥当做人生大计，往往会在不经意间缺失了很多营养，甚至导致营养不良，对病原微生物的抵抗力也会随之下降。另一方面，不要过多吃含糖量高的食物。

⊕ 加强锻炼，生活规律：很多都市白领、上班族，工作之余缺乏锻炼，长此以往，身体新陈代谢变慢，免疫力下降，疾病也会随之而来。不规律的夜生活，过度吸烟、喝酒，都会使自身的抗病能力下降，而易于引起感染。

⊕ 合理穿衣：不穿化纤内裤，不借穿他人内衣、内裤及泳装等。

⊕ 养成良好的卫生习惯：勤洗手，勤洗澡。不滥用不洁卫生纸，排便后擦拭时宜从前向后擦。每日清洗外阴，勤换内衣裤并放于通风处晾干。自己的盆具、毛巾专用，不要与他人混用。内裤与袜子应分开清洗。尽量不用卫生护垫，因护垫易导致女性私密处经常处在潮湿、温暖的环境中，再加上空气流通差、散热难等，特别适合真菌生长，久而久之，就会导致阴道菌群失调。

⊕ 不过度讲究卫生：有些人非常注意卫生，每天都要清洗外阴2～3次，每次还用冲洗器或手清洁，殊不知，这种做法弊大于利。阴道内环境呈弱酸性，有很多共生菌，它们是人体的一种自然防御系统，菌群间的相互制约作用能抑制某种菌属的过度生长从而致病。过度清洗阴道可能会破坏阴道的弱酸性环境和菌属间的相互制约关系，使其抗病力下降。

⊕ 使用公共厕所，尽量避免坐式马桶，提倡使用淋浴而不是盆浴，洗澡时及洗澡后都不宜坐在浴室的座椅上，不在消毒不严的游泳池内游泳。

⊕ 实行计划生育，尽量避免人工流产对宫颈的损伤；以药物避孕的妇女，若反复发生妇科炎症，应停用避孕药，改用其他方法避孕。

⊕ 避免大量使用抗生素：长期大量使用抗生素易导致阴道正常菌群失调，一旦怀疑自己患有某种疾病应该及时到医院进行检查，不要因为难为情或是其他原因延误了治病良机。

2. 如何预防宫颈炎？

⊕ 讲究性生活卫生，适当控制性生活，坚决杜绝婚外性行为和避免经期同房；

⊕ 及时有效地采取避孕措施，降低人工流产、引产的发生率，以减少人为的创伤和细菌感染的机会；

⊕ 凡月经周期过短、月经期持续较长者，应予积极治疗；

⊕ 防止分娩时器械损伤宫颈；

⊕ 产后发现宫颈裂伤应及时缝合；

⊕ 定期妇科检查，以便及时发现宫颈炎症。

3. 患宫颈炎后如何进行日常调护？

⊕ 饮食宜清淡，多吃水果蔬菜及清淡食物，少食辛辣、油腻的食物；细菌易在含糖的环境中繁殖，故宫颈炎患者应少吃糖、巧克力及其他甜食，以防止感染。宫颈炎患者补充 B 族维生素，如动物肝脏、牛奶、花生、蛋类、绿叶蔬菜等可减少白带。脾虚宫颈炎患者应多吃红豆、绿豆、扁豆、薏米。

- ⊕ 注意经期、妊娠期及产后期等各关键时期的卫生保健；
- ⊕ 注意休息，保持外阴清洁，定期去医院做检查。
- ⊕ 合理应用广谱抗生素及激素类药品。

4. 如何预防盆腔炎？

⊕ 注意经期、孕期及产褥期的卫生。杜绝各种感染途径，保持会阴部清洁、干燥，用清水清洗外阴，做到专人专盆，切不可用手掏洗阴道内，也不可用热水、肥皂等洗外阴。勤换内裤，不穿紧身、化纤质地内裤。

⊕ 做好计划生育，尽量避免行人工流产手术。

⊕ 注意性生活卫生，减少性传播疾病。月经期、人流术后及上、取环等妇科手术后阴道有流血，一定要禁止性生活；禁止游泳、盆浴、洗桑拿浴，要勤换卫生巾，因此时机体抵抗力下降，致病菌易乘机而入，从而造成感染。

5. 盆腔炎患者如何进行日常调护？

⊕ 被诊断为急性或亚急性盆腔炎的患者，一定要遵医嘱积极配合治疗。要卧床休息或取半卧位，以利于炎症局限化和分泌物的排出。慢性盆腔炎患者也不要过于劳累，做到劳逸结合，节制房事，以避免症状加重。

⊕ 急性或亚急性盆腔炎患者要保持大便通畅，并观察大便的性状。若见便中带脓或有里急后重感，要立即到医院就诊，以防盆腔脓肿溃破肠壁，造成急性腹膜炎。

⊕ 避免长期服用抗生素，以免出现阴道内菌群紊乱，从而引起阴道分泌物增多，若呈白色豆渣样白带，应立即到医院就诊，排除霉菌性阴道炎。

⊕ 要注意饮食调护，加强营养。发热期间宜食清淡易消化饮食。白带色黄、量多、质稠的患者属湿热证，忌食煎烤油腻、辛辣之物；少腹冷痛、怕凉，腰酸疼的患者，属寒凝气滞型，则在饮食上可给予姜汤、红糖水、桂元肉等温热性食物；五心烦热、腰痛者多属肾阴虚，可食肉蛋类，以滋补强壮。

6. 为何妇科炎症容易复发?

⊕ 部分病人经治疗后由于阴部瘙痒症状得到缓解或消除而自己停止用药，结果使病菌受到抑制，而疾病尚未彻底治愈，当阴道的 pH 发生改变时，阴道炎就会再次复发。

⊕ 夫妻双方未同时接受治疗，女方通过性生活将病原体传给丈夫，使丈夫成为带菌者，但男性由于生理结构异于女性，所以并无明显症状，如果仅女方治疗而男方不治疗，使病菌通过性生活在男女之间反复"传递"导致女方妇科炎症复发。

⊕ 人体自身就是某些真菌的携带者，如平时不注意卫生习惯，如大便后擦拭时总是由肛门向尿道方向擦，则可能将某些病菌带入阴道，造成复发。

⊕ 治疗后经常使用抗生素，反复破坏阴道菌群间的制约关系，真菌生长旺盛，导致复发。

⊕ 不注意卫生，如内裤与袜子同时洗涤，使用卫生不标准的卫生巾或卫生纸，与别人共用洗浴盆等，造成病菌的交叉感染，导致复发。

小贴士

1. 妇科炎症反复感染会变成癌症吗?

通常来说，癌瘤的发生除病毒感染外，主要还是由遗传基因和其他诸多复杂因素而引起。所以即使生殖道反复感染炎症一般也不会导致恶性肿瘤的发生。但宫颈癌除外，它是直接由病毒感染宫颈后引起的，大多数宫颈癌是由人乳头状瘤病毒（HPV）反复持续感染造成的。所幸的是，并不是所有的 HPV 感染者都会发展成为宫颈癌，大部分 HPV 感染的患者可以自然消退，一般自然被清除的时间大概是 7～12 个月，只有极少数的高危型 HPV 在反复持续感染的情况下才导致宫颈的癌前病变或癌。

此外，过去有许多研究报道提示：妇女患生殖器疱疹其宫颈异常增生的发生率增高，宫颈癌的发生率也增加。如果得了生殖器疱疹，建议每年 1 次宫颈巴氏涂片检查，因为一些疱疹易感因素可能也会是癌症易感因素。因此，有了妇科炎症就应该及时治疗。

2. 婴幼儿为何会患外阴阴道炎?

婴儿出生时，体内带有从母体而来的雌激素，使阴道内环境呈酸性，有一定的抗病力。两周后，这种雌激素排泄殆尽，阴道内 pH 升高，阴道内环境变成中性或碱性，而婴幼儿的内、外生殖器官都没有发育成熟，阴道上皮菲薄、无皱襞，因此抗感染能力差，易被细菌感染。婴幼儿又有随处乱坐的习惯，并且外阴易被尿液、粪便浸渍，使易感因素增加，因此婴幼儿易患外阴炎、阴道炎。

　　另外，与婴幼儿有密切接触的家长、保育员如果患有外阴炎、阴道炎，可以直接传给婴幼儿，也可以通过被污染的盆具、毛巾等传给幼儿。

　　极少数的婴幼儿外阴炎、阴道炎因阴道内异物引起。婴幼儿的外阴炎、阴道炎常同时存在，致病菌多为葡萄球菌、大肠杆菌、链球菌等，少数可因滴虫、霉菌或淋病双球菌引起。蛲虫感染也可以引起外阴炎、阴道炎。

3. 阴道炎患者的饮食宜与忌？

　　阴道炎患者宜吃的食物有：小米、蒌蒿、甜菜根、馒头、大麦、凉粉、葵花籽仁等；忌吃食物：香菜、泡椒、红辣椒、葱白、啤酒、白酒、花椒等。

儿童手足口病

1. 刘女士最近很是焦虑，原因是她的小宝宝又是咳嗽又流口水，最要紧的是不爱吃东西，体温也升高到38度以上。细心的刘女士在小宝宝哭闹的时候，发现宝宝的嗓子眼还有一些小水泡，一下子想起了社区宣传栏上关于儿童手足口病的预防宣传。为了确诊，刘女士连夜赶往儿科门诊，经医生检查口腔，发现咽部黏膜上有多发疱疹，就连手足等远端部位也出现丘疹或疱疹。血液细胞检查和咽喉漱口液检测到相关病毒帮助医生证实了刘女士的猜测，经过及时的治疗，病毒得到有效的控制，没几天小宝宝就恢复了健康，能吃能睡，刘女士紧锁的眉头终于能够舒展开来了。

2. 张大姐所住小区是个很大的社区，住了几千户居民，但是却没有幼儿园，想着自己房子大，就张罗开了个托儿所，生意自然好的不得了。孩子多了，托儿所条件有限，"园长"张大姐卫生意识也不强，小宝贝们使用的毛巾、玩的玩具也就从来没有进行过消毒。终于一天，小宝贝们病倒了一大片，大都口痛、厌食、低热、手、足、口腔等部位出现小疱疹或小溃疡。张大姐慌忙通知家长接回了自己的孩子，宣布闭园一个星期。庆幸的是，小宝贝儿们在按照手足口病的治疗之下陆陆续续都痊愈了，可张大姐的托儿所还是被家长们投诉到了卫生部门，政府工作人员立即查封了这个"黑"托儿所对张大姐也进行了批评教育，也提醒家长们不要将幼儿托付给没有资质、卫生制度条件欠缺的"黑托儿所"，儿童手足口病极易在儿童间通过接触传染。

儿童手足口病一般病例起病急，以发热、口痛、厌食、口腔黏膜出现散在疱疹或溃疡为主要症状。手、足、臀部、臂部、腿部可能出现斑丘疹，后可转为疱疹，疱内液体较少，周围可有红晕。刘女士对儿童手足口病有一定的科学认识，小宝宝也是比较典型的手足口普通病例，病毒学检查可准确诊断，抗病毒治疗和对症的适宜护理可以使患儿顺利康复。

手足口病的患者主要为学龄前儿童，尤以3岁以下幼儿发病率最高，其主要通过唾液、疱疹液、粪便等污染的手、毛巾、牙杯、玩具、食具以及床上用品、内衣等引起间接接触传染，患者咽喉分泌物及唾液也可直接传染。张大姐的"黑托儿所"消毒意识不强，卫生设施落后，一旦个别儿童患病，极易导致大规模的爆发式流行。家长和老师增加每日入园前的检查，及时发现并隔离患儿。

儿童手足口病的中西医概述

手足口病是由肠道病毒引起的传染病，引发手足口病的肠道病毒有20多种(型)，其中以柯萨奇病毒 A16 型（Cox A16）和肠道病毒 71 型（EV 71）最为常见，病毒可通过病患接触过的物品间接接触传播，亦可以通过咽喉分泌物及唾液实现飞沫传播。人群对引起手足口病的肠道病毒普遍易感，但感染后可获得免疫力。由于不同病原型别感染后抗体缺乏交叉保护力，因此，人群可反复感染发病。但成人大多已通过隐性感染获得相应抗体，因此，手足口病的患者主要为 5 岁以下学龄前儿童，尤以 3 岁以下年龄组发病率最高。一旦感染，潜伏期多为 2 ~ 10 天，平均 3 ~ 5 天，表现口痛、厌食、低热、手、足、口腔等部位出现小疱疹或小溃疡，多数患儿一周左右自愈，少数患儿可引起心肌炎、肺水肿、无菌性脑膜脑炎等并发症。个别重症患儿病情发展快，导致死亡。

中医认为本病属中医"湿温"、"时疫"等范畴。病因为湿热疫毒，多因内蕴湿热，外受时邪，留于肺、脾、心三经而成。外邪自口鼻而入，侵袭肺、脾二经，肺主皮毛，故初期多见肺部症状，如发热、流涕、咳嗽；脾主四肢，开窍于口，手足口受邪而为水疱，口舌生疱疹、溃疡。中药治疗本病疗效颇佳，既能消除、缓解症状，又可缩短病程。

1.儿童手足口病的临床表现有哪些？

✚ 普通病例表现

急性起病，发热、口痛、厌食、口腔黏膜出现散在疱疹或溃疡，位于舌、颊黏膜及硬腭等处为多，也可波及软腭，牙龈、扁桃体和咽部。手、足、臀部、臂部、腿部出现斑丘疹，后转为疱疹，疱疹周围可有炎性红晕，疱内液体较少。手足部较多，掌背面均有。皮疹数少则几个，多则几十个。消退后不留痕迹，无色素沉着。部分病例仅表现为皮疹或疱疹性咽峡炎。多在一周内痊愈，预后良好。部分病例皮疹表现不典型，如单一部位或仅表现为斑丘疹。

 重症病例表现

少数病例（尤其是小于 3 岁者）病情进展迅速，在发病 1 ~ 5 天出现脑膜炎、脑炎（以脑干脑炎最为凶险）、脑脊髓炎、肺水肿、循环障碍等，极少数病例病情危重，可致死亡，存活病例可留有后遗症。

⊕ 神经系统表现并发中枢神经系统疾病时表现：精神差、嗜睡、易惊、头痛、呕吐、谵妄甚至昏迷；肢体抖动，肌阵挛、眼球震颤、共济失调、眼球运动障碍；无力或急性弛缓性麻痹；惊厥。查体可见脑膜刺激征，腱反射减弱或消失，巴氏征阳性。合并有中枢神经系统症状以 2 岁以内患儿多见。

⊕ 呼吸系统表现并发肺水肿表现：呼吸浅促、呼吸困难或节律改变，口唇发绀，咳嗽，咳白色、粉红色或血性泡沫样痰液；肺部可闻及湿啰音或痰鸣音。

⊕ 循环系统表现并发心肌炎表现：面色苍灰、皮肤花纹、四肢发凉，指（趾）发绀；出冷汗；毛细血管再充盈时间延长；心率增快或减慢，脉搏浅速或减弱甚至消失；血压升高或下降。

2.儿童手足口病的传播方式有哪些?

该病传播方式多样，以通过人群密切接触传播为主。病毒可通过唾液、疱疹液、粪便等污染的手、毛巾、手绢、牙杯、玩具、食具、奶具以及床上用品、内衣等引起间接接触传播；患者咽喉分泌物及唾液中的病毒可通过飞沫传播；如接触被病毒污染的水源，亦可经水感染；门诊交叉感染和口腔器械消毒不合格亦是造成传播的原因之一。

3.儿童手足口病的流行有哪些特点?

手足口病分布极广泛，无严格地区性。四季均可发病，以夏秋季多见，冬季的发病较为少见。本病常呈暴发流行后散在发生，该病流行期间，幼儿园和托儿所易发生集体感染。家庭也有此类发病集聚现象。医院门诊的交叉感染和口腔器械消毒不严格，也可造成传播。此病传染性强，传播途径复杂，流行强度大，传播快，在短时间内即可造成大流行。据国外文献报道，每隔 2 ~ 3 年在人群中可流行 1 次。

4. 如何诊断儿童手足口病?

常规检查:末梢血白细胞数减低或正常;尿、便一般无异常。可将咽拭子或粪便标本送至实验室检测病毒。根据临床症状及体征,在大规模流行时,尤其是口腔、手足部位的典型皮疹分布特点,诊断不困难。

5. 中西医如何治疗儿童手足口病?

西药治疗小儿手足口病目前尚无特效药物,主要是对症处理,如服用 B 族维生素、维生素 C、抗病毒药物(如阿昔洛韦、干扰素等)、解热镇痛剂等。

中医在发病的早期和中期,一般多采用清热解毒、化湿凉血疗法,常用的药物有银花、连翘、黄芩、栀子、生苡仁、牛蒡子、蝉衣、紫草、芦根、竹叶、生石膏、黄连、灯芯草、六一散等;在发病的后期,若见手足心热、食少、烦躁不安等症,可以再加入生地、麦冬、白薇、玉竹等养阴清热之品。

1. 中医药如何治疗儿童手足口病?

手足口病是一种发疹性疾病,症状以发热、手足肌肤和口腔黏膜发生疱疹为特征。中医认为引起本病的病因为外感时行邪毒,其性湿兼热,经口鼻而侵入人体,过肺卫(胃),病初起见肺卫失和、胃气失和的症状,继而时邪客蕴肺脾,波及营分,而脾主四肢开窍于口,脾经蕴热,热郁为疹,湿蕴为疱,发于手足肌肤、口咽部;一般邪毒渐减、正气渐复而结痂,少数病情严重者可出现邪入心脉、邪入肝心的变症。

根据手足口病的起病、病程、临床特征,当属于中医温病学"湿温病"范畴。手足口病系外邪所致病证,当具有外感病证的邪正消长特点,而分为邪盛初期、邪盛极期、邪减正复期。依据病程、皮疹特点及全身症状来辨别邪正消长情况,一般初起病邪在肺卫,继而邪及气营而见疹,终则邪减正复而向愈。

邪盛初期以发热恶风、咽红咽痛、鼻塞流涕、烦躁不安、恶心呕吐、大便不调(或干或稀)、舌红、苔白微腻、脉浮数而滑为主证。治宜疏风清热、利湿解毒。

邪盛极期以发热1~2天后手足口发疹，内含混浊液体，伴有疼痛拒食、流涎、烦躁不安，小便黄，舌质红，苔黄腻为主证。治宜清热解毒、燥湿凉营透疹。

邪减正复期以热退、口腔溃疡渐愈合、手足疱疹逐渐干缩为主证。治宜清解余邪。

 ## 2. 小儿热速清口服液在治疗儿童手足口病时应该如何使用？

小儿热速清口服液的主要成分为柴胡、黄芩、板蓝根、葛根、金银花、水牛角、连翘、大黄，为红棕色的澄清液体，气香，味甜、微苦。功效清热解毒，泻火利咽，用于小儿外感风热所致的感冒，症见发热、头痛、咽喉肿痛、鼻塞流涕、咳嗽、大便干结。常见规格为每支装10ml。口服用量为1岁以内一次2.5～5ml，1～3岁一次5～10ml，3～7岁一次10～15ml，7～12岁一次15～20ml，一日3～4次。

药理学研究证实本方有一定的抗病毒、解热、抗炎、镇咳、祛痰等作用。

除口服液剂型外，该方还有其他剂型，如颗粒剂：口服，1岁以内，一次0.25～0.5袋；1～3岁，一次0.5～1袋；3～7岁，一次1～1.5袋；7～12岁，一次1.5～2袋。一日3～4次。糖浆剂：口服，1岁以内，一次2.5～5ml，1～3岁，一次5～10ml，3～7岁，一次10～15ml，7～12岁，一次15～20ml，一日3～4次。

 ## 3. 小儿热速清口服液的组方原理是什么？

方中柴胡善能透表解热，黄芩主清肺火，除上焦实热，两药表里双解，共为君药。金银花连翘清热解毒，轻宣外邪；葛根清热解肌，生津止渴；板蓝根、水牛角清热凉血解毒、利咽消肿，共为臣药。大黄泻热通便，导热下行，为佐药。诸药合用，共奏清热解毒，泻火利咽之功。

 ## 4. 使用小儿热速清口服液应注意哪些方面？

⊕ 本方清热解表，用于以发热、红肿痛为特点的阳证、热证、实证，应避免同时使用适用于虚证、寒证的滋补性中药。

⊕ 本方多为苦寒清热药物，风寒感冒、大便稀薄等寒证和虚证患者不适用。

⊕ 本品含有部分苦寒药物，脾虚易腹泻者应在医师或药师指导下服用。

⊕ 忌辛辣、生冷、油腻食物。

⊕ 婴儿应在医师指导下服用。

- 发热体温超过 38.5℃的患者，应去医院就诊。
- 严格按用法用量服用，本品不宜长期服用。
- 如病情较重或服药 24 小时后疗效不明显者应及时去医院就诊。

5. 清开灵口服液如何治疗儿童手足口病？

清开灵口服液成分为胆酸、珍珠母、猪去氧胆酸、栀子、水牛角、板蓝根、黄芩苷、金银花，呈棕红色的液体，味甜、微苦。方中胆酸、猪去氧胆酸清热解毒、化痰开窍、凉肝息风；黄芩苷清热解毒；水牛角、金银花、栀子、板蓝根相伍，清热泻火，凉血解毒；珍珠母平肝潜阳，镇静安神。诸药相配，共同发挥清热解毒，化痰通络，醒神开窍的功效。

由于清开灵口服液具有清热解毒，镇静安神的功效，可用于外感风热、火毒内盛所致发热、咽喉肿痛、舌质红绛、苔黄、脉数者；上呼吸道感染、病毒性感冒、急性咽炎、急性气管炎等病症属上述证候者。药理学研究显示本品有解热、利胆、抗炎、增强免疫力等作用。

本品包装规格为每支装 10ml。口服用量为一次 20 ~ 30ml，一日 2 次；儿童酌减。也有其他剂型，包括胶囊剂：口服，一次 2 ~ 4 粒，一日三次，儿童酌减；颗粒剂：口服，一次 3 ~ 6g，一日 2 ~ 3 次，儿童酌减；滴丸：口服或舌下含服，一次 10 ~ 20 丸，一日 2 ~ 3 次，儿童酌减；泡腾剂：热水中泡腾溶解后服用，一次 2 ~ 4 片，一日 3 次，儿童酌减。

值得注意的是，久病体虚患者如出现腹泻时应慎用清开灵口服液。

6. 以上介绍的两种药物有什么区别？如何选用呢？

两种药方中各自有相同的药材，都有清热、凉血、解毒之功效。

但不同之处在于小儿热速清口服液的君药柴胡有和解表里、疏肝升阳之功效，能清热解毒，泻火利咽，主要用于疾病初期发热，咽喉的红、肿、痛，大便干结。而在清开灵中则使用了具有化痰开窍、凉肝熄风功效的胆酸和猪去氧胆酸，再佐以平肝潜阳、镇静安神的珍珠粉，增加了化痰通络、醒神开窍、镇静安神的功效，可用于高热造成的抽风或昏迷。

7. 小儿热速清和清开灵口服液可以长期使用么？

两种药物均含寒凉药物，只能在热邪旺盛的疾病初期使用，长期服用会导致苦寒伤阳，损伤正气，严重的还会引邪深入，加重病情。

1. 个人如何预防儿童手足口病？

手足口病尚无特殊的预防方法，但通过养成良好的个人卫生习惯，可以有效降低手足口病的发生。

➕ 饭前便后要用肥皂或洗手液等给儿童洗手，勤洗澡，要喝白开水，不要喝生水、吃生冷食物，避免接触患病儿童；

➕ 看护人接触儿童前、替幼童更换尿布、处理粪便后均要洗手，并妥善处理污物；

➕ 婴幼儿使用的奶瓶、奶嘴使用前后应充分清洗、消毒；

➕ 本病流行期间不宜带儿童到人群聚集、空气流通差的公共场所，注意保持家庭环境卫生，居室要经常通风，勤晒衣被；

➕ 儿童出现相关症状要及时到医疗机构就诊。居家治疗的儿童，不要接触其他儿童，父母要及时对患儿的衣物进行晾晒或消毒，对患儿粪便及时进行消毒处理；轻症患儿不必住院，宜居家治疗、休息，以减少交叉感染。

2. 托幼机构及小学等集体单位有哪些儿童手足口病的预防控制措施？

➕ 教室和宿舍等场所要保持良好通风；

➕ 每日对玩具、个人卫生用具、餐具等物品进行清洗消毒；

➕ 进行清扫或消毒工作（尤其清扫厕所）时，工作人员应穿戴手套。清洗工作结束后应立即洗手；

⊕ 每日对门把手、楼梯扶手、桌面、公用教具、电脑键盘等物体表面进行擦拭消毒；

⊕ 教育指导儿童养成正确洗手的习惯；

⊕ 每日进行晨检，发现可疑患儿时，要对患儿采取及时送诊、居家休息的措施；对患儿所用的物品要立即进行消毒处理，患儿粪便及其他排泄物可用 3% 漂白粉澄清液浸泡，衣服置阳光下暴晒；

⊕ 患儿增多时，要及时向卫生和教育部门报告；

⊕ 发生疫情的托幼机构及小学等集体单位应尽量减少集体活动。

3. 家庭护理手足口病患儿应注意哪些内容？

手足口病是病毒引起的传染病，目前没有特效治疗，主要是以对症治疗和护理为主。宝宝患了手足口病，居家护理尤为重要：

消毒隔离

⊕ 一旦发现感染了手足口病，应将患儿隔离，以免引起流行蔓延。宝宝应留在家中，直到热度、皮疹消退和水疱结痂。一般需要隔离 2 周。

⊕ 宝宝用过的物品要彻底消毒：可用含氯的消毒液浸泡，不宜浸泡的物品可放在日光下曝晒。

⊕ 宝宝的房间要定期开窗通风，保持空气新鲜、流通，温度适宜。有条件的家庭每天可用乳酸熏蒸进行空气消毒。减少人员进出宝宝房间，禁止吸烟，防止空气污浊，避免继发感染。

口腔护理

⊕ 宝宝会因口腔疼痛而拒食、流涎、哭闹不眠等，要保持宝宝口腔清洁，饭前饭后用生理盐水漱口，对不会漱口的宝宝，可以用棉棒蘸生理盐水轻轻地清洁口腔。

⊕ 可将维生素 B_2 粉剂直接涂于口腔糜烂部位，或涂鱼肝油，亦可口服维生素 B_2、维生素 C，辅以超声雾化吸入，以减轻疼痛，促使糜烂早日愈合，预防细菌继发感染。

皮疹护理

⊕ 宝宝衣服、被褥要清洁，衣着要舒适、柔软，经常更换。

⊕ 剪短宝宝的指甲，必要时包裹宝宝双手，防止抓破皮疹。

⊕ 臀部有皮疹的宝宝，应随时清理他的大小便，保持臀部清洁干燥。

⊕ 手足部皮疹初期可涂炉甘石洗剂，待有疱疹形成或疱疹破溃时可涂 0.5% 碘伏。

⊕ 注意保持皮肤清洁，防止感染，如有感染需用抗生素及镇静止痒剂等。

4. 手足口病患儿在饮食方面该注意哪些问题？

⊕ 如果在夏季得病，宝宝容易引起脱水和电解质紊乱，需要适当补水和营养。

⊕ 宝宝宜卧床休息 1 周，多喝温开水。

⊕ 患儿因发热、口腔疱疹，胃口较差，不愿进食，宜给宝宝吃清淡、温性、可口、易消化、柔软的流质或半流质，禁食冰冷、辛辣、咸等刺激性食物。

5. 手足口病患儿发热怎么办？

注意观察病情变化及时对症处理：

⊕ 定时测量宝宝的体温、脉搏、呼吸。

⊕ 小儿手足口病一般为低热或中度发热，无需特殊处理，可让宝宝多喝水。

⊕ 体温在37.5 ~ 38.5℃之间的宝宝，给予散热、多喝温水、洗温水浴等物理降温。

小贴士

1.为什么婴幼儿容易患手足口病呢？

　　婴幼儿容易发病与手足口病流行特点有关。手足口病一般每年都有小的爆发，每隔 4 ~ 5 年有一次大的流行。宝宝来到这个世界上，从没有接触过病毒，机体没有形成抵御这些病毒的抗体，属于易感人群，尤其是 5 岁以前的儿童。每年小的流行不足以覆盖所有的儿童，所以每隔 4 ~ 5 年都会有一批易感人群积累起来从而形成爆发流行。

2.哪些孩子有发生重症手足口病可能呢？

　　具有以下特征的患儿有可能在短期内发展为重症病例，应及时就诊，密切观察病情变化，开展必要的辅助检查，有针对性地做好救治工作：

　　1）持续高热不退；

　　2）手脚发凉，发花；

　　3）呼吸加快、鼻翼扇动、呼吸节律改变，心率明显增快；

　　4）出现烦躁、频繁惊跳、四肢抖动甚至抽搐等；

5）外周血白细胞计数增高或降低；

6）血糖高；

7）高血压或低血压。

3.儿童手足口病需要与哪些疾病相鉴别？

散在发生时，须与疱疹性咽颊炎、风疹等鉴别：

单纯疱疹性口炎：四季均可发病，由单纯疱疹病毒引起，以散发病例为主。口腔黏膜出现疱疹及溃疡。但没有手、足部疱疹。

疱疹性咽颊炎：主要由柯萨奇病毒引起，患儿发热、咽痛，口腔黏膜出现散在灰白色疱疹，周围有红晕，疱疹破溃形成溃疡。病变在口腔后部；如扁桃体前部、软腭、悬雍垂，很少累及颊黏膜、舌、龈。不典型的患儿须做病原学及血清检查。

中成药药名索引